The

Caged

in

Heart

与童年创伤和解

〔美〕
秋丽安 · 斯莫尔
著

张鳅元
译

中国友谊出版公司

图书在版编目（CIP）数据

与童年创伤和解 / (美) 秋丽安·斯莫尔著；张鳅元译. -- 北京：中国友谊出版公司, 2018.10

书名原文: The Caged in Heart: How Your Childhood Wounds are Affecting Your Adult Life

ISBN 978-7-5057-4383-0

Ⅰ. ①与… Ⅱ. ①秋… ②张… Ⅲ. ①心理调节 Ⅳ. ①R395.6

中国版本图书馆 CIP 数据核字(2018)第 111328 号

著作权合同登记号　图字：01-2018-2667

书名　与童年创伤和解
作者　［美］秋丽安·斯莫尔
译者　张鳅元
出版　中国友谊出版公司
发行　中国友谊出版公司
经销　新华书店
印刷　天津中印联印务有限公司
规格　880×1230 毫米　32 开
6 印张　100 千字
版次　2018 年 10 月第 1 版
印次　2018 年 10 月第 1 次印刷
书号　ISBN 978-7-5057-4383-0
定价　42.00 元
地址　北京市朝阳区西坝河南里 17 号楼
邮编　100028
电话　(010)64668676

序言

我读过许多书，我相信书对我们的人生旅程是重要且必要的。而该书，是其中一本。秋丽安·斯莫尔为我们提供了如此珍贵的观点，这是勇敢无畏精神的体现。作为一位信仰导师，我常常遇到过度警觉（hypervigilant）的人，他们在关系识别方面比较艰难。连接人与人之间的那座桥通常很长，但是，秋丽安通过提供实操准则和根本原则，缩短了这之间的距离。

或许，此书会带给我们的挑战是，要勇于面对既往生命中的深层体验，但是同时，它也为我们绘制了一张治愈和自我完整的图景。当我们是完整的，我们的各种关系才可能变得更好，从而我们栖息的社群才最终和谐。而如若我们不去解决过度警觉这一核心问题，我们所制造的风险则是，将你我生命之中的救助者们，推置一边。

自我同情是解决这一问题的关键。我相信，所有的樊篱都会被心灵深处的自我同情识别冲破。这本书通过一章介绍一个要点的方式，为我们开启了这段旅程。这本书并非写给心中的萤火。它是写给那些不愿被他们的过往来定义，并且愿意拥抱一个全新的未来的人们。在这个全新的未来中，他们可以从对每一件事、每一个人的猜疑与错误的感知中解脱出来。如果你们愿意开启这段旅程，请怀以热忱上路。你最终不会失望的，因为，这是一部杰作。

约瑟夫·沃伦·沃克

前言

许多儿童进入成年期之后，依旧带着童年时期未解决的依恋创伤（内在创伤），此类创伤常常来自原生家庭，并影响着他对自己的看法。不论这样的创伤是有意图的还是没有意图的，它在孩子身上产生的伤害与影响是相同的，这种伤害甚至会波及他们人生后期的亲密关系。其中一种影响就是过度警觉。过度警觉可以对我们的心理、情绪、身体以及精神功能产生影响。它会使独自生活变得困难，并破坏我们形成稳定、健康、安全的人际关系的能力。

因此，本书的创作基于两个出发点。首先，本书前四章的侧重点在于呈现内在创伤，这些内在创伤往往是被忽视的。同时，本书为读者们提供应对方法，以便相应人群从人际关系的巨大负担中解脱出来。这几个章节的目的是，提高大家对虐待诸多方面的觉察，以及打破这一怪圈循环。

其次，本书后三章的侧重点在于，细致阐明由虐待产生的其中一种影响，即过度警觉。我将为大家提供具体的理论观点与技术指导，大家可以学会应对过度活跃的恐惧及担忧。这个系统是你大脑中的一个内在系统，当附近环境中出现真实危险或预知危险时，它会向你报警（例如，大脑边缘系统）。如果你是过度警觉的，你的警铃将持续报警，而这种警觉终将使你消耗殆尽。通过本书，您将对虐待及其怪圈循环有更好的理解，可以了解如何打破这一怪圈，并最终发现生命既往时光尘埃之中的美好。

“童年依恋创伤”（childhood attachment injuries）在本书中的定义：有关身体、性、精神或情绪方面的，能够对一个人的核心自我认识造成破坏性的影响，都可称为“虐待”。这本书将特别关注发生在儿童和少年依恋关系上的创伤。这些创伤并不会留下身体的印记，因为它们是内在的。这些“心”性的创伤会将你遗弃在对自己及他人消极的感知中。这种创伤形成的原因包括，对身体或心理性家庭暴力的目睹（比如，父母之间的拳脚相加、对骂对吼），或者父母对子女是过度保护类型的、拒绝/非支持类型的、情感缺失类型的，或者父母是忽略冷漠类型的，等等。“创伤”“虐待”“童年依恋创伤”以及“内在创伤”，将以互替方式出现在本书上下文中。

“过度警觉”（hypervigilance）在本书中的定义：常常会在关系中感受或预感到真正的危险。这包括被拒绝、被遗弃、被忽视以及被虐待的危险。他们通常会尽其所能去防范一切糟糕事情的发生，即便这样的防范是，在事情尚未发生前就开始纠缠或逃避。他们常常对他人的行为、想法、感受等感到焦虑，并会难以忍受人际关系中的模糊感，因为，他们试图用控制的方式来经营生活。这类人的常规社交模式是，为了博取他人的信任而“盗取”信任（例如，翻看手机记录、社交窥探、询问密码，等等）。

本质上讲，一个过度警觉的人，建立对他人的信任的能力是十分低的，多数时候，对个人的认识也是消极的。而这类人与他人的交往，也通常以一种不安全的依恋关系为结果。而这样一种矛盾模式，会使这类人将安全的社交对象拒之门外，反而黏着不安全的社交对象。

“关系的识别”（relational discernment）在本书中的定义是：在对他人没有事先了解的前提下预先感知的能力，即对积极与消极事物的识别（善的和恶的）。

本书适合阅读的人群包括：临床工作者或精神工作者

（例如，心理学家、治疗师、社工等），以及所有遭遇过依恋创伤的人群，或仅是试图获得有关虐待的简易知识，了解此类人是怎样经历这些恐怖的经历，并从中找到转机的普通大众。最重要的是，本书特别写作对象是与过度警觉问题顽强抗争的人群，他们在身体上、心理上、情绪上以及精神上，都因那些并不存在的恐惧而被严重消耗。虽然，这本书的重点是亲密关系，但是，本书提供的信息同样可以应用在其他关系的处理上。

如果您试图对创伤有完整全面的了解，本书并不能满足您这样的需求。然而，它可以帮助我们将适应不良的生活类型（过度警觉）转化为功能成熟型，并为生活带来自由、恢复，使受创者们获得新的内在世界和社会关系。

目录

3. 深陷童年受虐的循环怪圈 / 051

可以想象祖父、父亲和儿子都在与酒瘾和攻击性问题做斗争；许多家庭成员都在和糖尿病及肥胖做斗争；祖母、母亲和女儿都结了两次、三次、四次婚，而结婚对象都是如出一辙；家庭中每个成员都有信任问题；家庭中的许多人都在经历抑郁或焦虑（是的，这可能是基因问题，但不总是）……

4. 这不是你的错：用自我同情打破童年受虐怪圈 / 069

通过一个污染的镜头看到明亮的未来是一件十分难的事情。我们消极的童年经历使我们披上了一件有阴影的斗篷，直到治愈发生，我们才会从其中过滤我们整个生活。我们在创伤之后所经历的所有人和事，都是透过污染的视角去认识的。

5. 过度警觉：对亲密关系中真实或预感的风险极度敏感 / 093

一个过度警觉的个体，在风险出现之前就会防守或逃避，尽其所能地来防止这些风险发生。他们通常对他人的行为、想法、感受，感到焦虑，并且，他们会对模糊感到抓狂，因为，他们是通过控制的方式经营生活。这样的人通常不得不通过“偷窃”来获得信任（例如，翻电话、社交跟踪、索要密码，等等）。

6. 从“在熟悉中寻找安全感或把痛苦当作深爱”的状况中走出来 / 111

那些和童年创伤有关的事正是为我们写就的故事。作为成年人，我们现在有笔和纸，可以选择让故事如何结尾。书的结尾是由作者来决定的，而不是读者。你的家庭、朋友和敌人都是故事的读者，但是，你是故事的作者。故事如何结束，不会也不曾由他人决定。

1. 谁不是一边想改变，一边不断回到过去

创伤试图用幕帐遮蔽我们的双眼，我们在成年后会再次经历那些童年创伤性体验。比如，如果童年时常常被忽视，那等你成年后，你会发现，如果他人没有及时回复你的短信、电话或是邮件，你的焦虑会瞬间增长，觉得自己被忽视了。

作为一个成年人，我对自己的童年基本是没有回忆的。这让我感到困扰，因为我意识到，我的“童年健忘症”比之我所遗忘的，要严重得多。随着更加深入的自我挖掘，我对解离症[1]（dissociation）有了更好的理解。一个人会有许多种解离的方式。而我通常采取的方式是，情绪性、生理性地将注意力从痛苦的事情上转移，这样，我就不必面对所发生的一切。具体而言，我通常会做两件事情：阅读和睡觉。或许，你会问：“那么，如果你不记得自己的童年，你又有何需要去解离的呢？”这个问题很好。我知道自己做了什么，是因为作为一个成年人，

[1] 译者注：解离症，指在记忆、自我意识或认知功能上的崩解。起因通常是极大的压力或极深的创伤。解离症包括解离性失忆症、解离性迷游症、多重人格异常及自我感消失症等。

我依旧在重复这样的行为（并且，我还需要随时注意情绪的过度压倒）。许多人会转向食物、酒精、毒品、性、电视以及许多其他事物去麻木自己，但是，我选择阅读（或教育）和睡眠。

我渴望疗愈自己的过往，于是，我的治疗师和我开始了眼动脱敏与再加工（Eye Movement Desensitization and Reprocessing，EMDR）治疗。在我们的治疗接近尾声时，我有了一个想法，“我再不需要睡觉了”。这个念头的升起，犹如智慧之灯点燃的瞬间，因为在此之前，我从没意识到，睡眠通常是我在情感耗竭时才会选取的一种方式。耗竭过后，我能清楚地反思，我曾使用睡眠将自己从情感中解脱出来。甚至，隔天我曾梦到我是在用解离来逃避痛苦。这个梦是这样的：

我独自在一间房间里，另外有两个女孩在隔壁房间谈论着某个男人的女儿。这个男人偷听到女孩们在说他的坏话，于是以迅猛之势冲进了她们俩的房间，把两个女孩提起来夹在胳膊底下。这时，我仍旧一个人在自己的房间里。我也马上感到恐慌和愤怒，但是，我什么都没做，因为，我感到十分无力。取而代之地，我浮到了天花板上，缩成很小的一团，这样，这个男人即便进了房间，也不会看到我。但是，对于恐惧，这仍旧无济于事。于是，我用毯子将自己裹起来，把头埋在抱紧的手臂中，这样，我就看不到外面发生的事情。我尽可能地保持静止，希望这个男人看不到我、听不到我，也不会对我发狂。等他走后，我从天花板漂浮回到地面，走出房间，和另外两个女孩说些什么。我说道，“我只是不想被他攻击”。说完，我走开了。

尽管这只是一个梦，但是，这确实是我所常有的做事方式。

如果我对某些事物感到无力，我会选择回避，等待事件平息。作为一个成年人，我能够很好地控制是否让自己屈从，有时我会直接逃跑。我习惯称自己是“落跑者”，因为，面对最低可能的被拒绝或高强度的情绪不适，我将会终止友谊或者切断关系。我感到挫败，并一直在逃离我的过往。我一直应对的症状与创伤后应激障碍（或发展性障碍）十分相似，我所经历的两个最主要的症状是解离和过度敏感。接下来我们主要关注的是后者。

创伤是如何影响我们的？

如果没有相应的帮助，创伤会永久性地改变一个人生命的轨迹，并且，会有加重情绪症状的可能，如羞耻、悲伤、抑郁和焦虑。它同样可以提高一个人心理和生理的敏感性，如注意力缺乏、灾变恐惧、失眠、紧张、易激惹和多种其他病理情况，例如，肠道易激综合征、偏头痛和纤维肌瘤。与此同时，经历创伤的人会比那些没有经历过或已从经历中疗愈的人遭遇更多的学术、法律和社会困境。

多年的经验让我发现，创伤是一种主观性经历。创伤对于一些人来说是创伤，但是对于其他人未必是。毫无疑问，除此之外还有其他因素参与其中，例如社会支持、情商以及情绪协调能力等因素。然而，在那些创伤性的经历中，哪些是创伤呢？在与有童年创伤的成年人接触之后，我意识到了这一点。轻视创伤，只会延长它们的发酵。在回顾过往时，那些事件显得那样的微不足道，但是，对于一个孩子而言，那些事件足以成为创伤。

创伤可能是显性的，也可能是隐性的。显性的创伤可以是一次直接的攻击，比如，身体虐待或性虐待。隐性的创伤更加微妙，比如被忽视、被控制或者被操纵。然而，任何一种方法都传递了同样的信息，即创伤者的无用感。这些并非是作用在我们身上的最大的伤害。我曾见过一些妇女，她们遭到骚扰，并且因为没有被保护而表示愤怒和悲伤。是的，在事件本身对她们造成伤害的同时，更深层的创伤来源于她们意识到，她们是不被保护的。那么，你会有何感受呢？你遭受了什么？或者那些曾经的忽视、疏忽曾在你的心上留下了怎样的伤疤？

一件对我影响深刻的创伤性事件是发生在我大概小学四五年级的时候。记忆中，放学后，我坐在路边上，等我的妈妈接我回家，这时，有一个小男孩坐在我旁边，踢我的脚。他充满色情意味地评论我的双腿，说它们丰满肥硕。在我的成年理性的印象中，我并不认为这是一件大不了的事情，但是，对于一个十岁上下的小女孩来讲，这样的言语是一种深深的伤害。我发现，即便自己成年以后，仍旧试图穿那些能够盖住双腿的衣服，因为我一直感觉它们不够好看。这些都仅仅是因为一个十岁男孩的一句话。

你的过往还在吗？

可能我的表述让你困惑，我所经历的或许不是创伤性经历。但是，当我无法从我的过往中走出来，它便成了创伤，并影响着我的生活方式以及我生活周遭的际遇。这让我想起一位来访者，她在外出就餐时总有清楚的自我觉察。因为，在她还是一个小孩的时候，她的爸爸总让她感觉自己很胖。她这样认为：如果我的爸爸认为我是胖的，那么其他陌生人也一定感觉我是胖的。

你是否有所觉察，过往的场景是否仍是现在生活中的一个活跃因子？你是否会因为多年之前的一些事情而耿耿于怀？或许，你并不会为变得优秀而汲汲营营，因为你早已被下了定论，你不会变得多么优秀。或许，你在人群中感到害羞，因为，你的父亲从未赞扬过你。你对生活充满愤怒，因为，你现实生活中的父亲，对你充满恶意。或许，你把所有情绪都封闭在内心并将之隔离，因为有人曾对你说“不要抱怨”了。或许，你为了赢得那些曾经拒绝你、否认你的人的认可，而努力变得完美。

当我们能够理解我们的过去是如何在今日启动的，我们的行为、习惯、脾气以及激惹靶点都将容易被理解了。我们越是自我觉察，就越是靠近治愈，从而，从曾经的痛苦折磨中恢复过来。创伤试图用幕帐遮蔽我们的双眼，我们在成年后会再次经历那些童年创伤性体验。比如，如果童年时时常被忽视，那等你成年后，你会发现，如果他人没有及时回复你的短信、电话或是邮件，你的焦虑会瞬间增长，觉得自己被忽视了。如果事情果真如此，那么被忽视（或者感觉被忽视）则会是你的激惹靶点。

我们所有的经验都教授着我们关于自己和关于他人的种种。一种经验可能会让你知道，人们是值得信赖的，而另外的经验可能会让你认识到你并不被爱。如果家长能将游戏演示给孩子，这事实上是在尽最大可能地渗透给他们积极的观念，让他们知道，他们是要紧的、重要的，是被支持的。另外一方面，如果家长不能这样做，孩子们会形成消极的观念，他们会认为，“我是不够好的”“是我的错”“我被拒绝了”“我是一个微不足道的人”，或者“世界如此大，我却如此孤独”。

我们把消极观念和积极观念一同带入我们成年后的生活，同时，它们决定着我们如何对生活情境做出反应。我有一位成年来访者，他的父母每次在他做错事情的时候都会表现得暴躁失控，即使在他的童年，也是如此。他父母厌弃的面孔根深蒂固地印在他的脑海中，以至于成年以后，当他看见父母抑或他人鄙夷的目光，都会认为“我是如此让人失望”。可以这样说，他被这一消极观念捆绑住了。这样的消极观念会将他始终放在“安全”地带，在那里不会遭遇任何批评，或者任何自我挫败感。这成为他生活的一种常规模式，直到他认识到，他的生活能发展出一种新的“健康模式”。

内部冲突和外部冲突

当我们重复过去模式时，它会产生内部和外部的冲突。正如有人说道，我们可以成为自己最糟糕的批判者。我也曾听到这样的说法："真正的敌人是我们内在的自我。"我把它称作内部自我烦恼或内部自我暴行。你会发现这是在你观念中的一场持久战争。如果我们准备为自己的观念画一张动态图，可能三岁时的画面是充满愤怒的"恐惧剪辑"；接着是，十五岁的无礼、叛逆剪辑；接着是，二十、三十、四十、五十岁的失去、孤独、愤怒和困惑剪辑。我相信内部家庭系统能够帮助来访者们抓住他们真正所需要的和恐惧的。下面是一个具体案例，关于内部世界和外部世界在冲突中对撞的问题：

安娜个案

（非真实来访者）

安娜是一个二十九岁的女性。她的个人表述问题为抑郁、焦虑和低自尊。通过内部家庭系统模型勾画出她家庭的不同内部部分，她发现有三个不同时期活跃在她的生活中。一个是充满惊恐和孤独的童年，一个是十分焦虑、被控制、被拒绝的青春期，一个是愤怒、苦涩、丧失以及同样孤独的成年。她的应激靶点深植在童年里：（1）感觉别人在利用她；（2）感觉别人在拒绝她；（3）感觉自己无法适应。当这些应激靶点被激活（来自真实或感官上的威胁），她的童年部分会有短暂发作，恐惧和孤独；但是，在她允许她自己被悲伤裹挟之前，她的青春期部分会涌现，在他人拒绝她之前，她会先拒绝他人。为了保护童年部分，安娜的青春期部分会将其接管，进入一个孤独模式以进行保护。在进入孤独的时候，她的成年部分会走出来，对她所遭遇的感到愤怒，为自己没有获得到的保护而感到苦涩，这些会让她对自己的孤独感到愤怒，而这个孤独是她在最开始就试图避免的。

她的童年部分需要感受与他人之间的连接、被爱和安全。她最大的恐惧便是被遗弃、被搁置、不被保护。安娜的青春期部分需要知道自己对于他人是重要的，因为她最大的恐惧就是她不重要。她的成年部分需要知道她在这个世界上不是一个人，她的感受都是有效的。她认为她将永远不被理解、不被保护，也不被爱（就好像童年时的自己）。因此，作为一个大的“内部家庭”，她在不同家庭成员之间经历了巨大冲突，因为不同家庭成员的角色、需求和恐惧会相互抵触，并使她产生巨大焦虑。她希望被爱（童年），但是，她害怕被拒绝（青春期），因此她开始用不接纳他人的方式控制关系（成年）。这一模式会长久地使她孤立并且没有能力与他人建立连接，而那些她不能实现的，正是她所需要的。

我们的内部冲突在外部关系中会呈现得一目了然。因此，本质上，我们的内部冲突成了自我形象形成的预言，因为那些干扰我们心绪的事情，同样是塑造我们外部关系的事情，正如安娜所经历的。但是，因为我们被灌输这样的观念——你让人失望——太多次，我们再也无法保持持续的希望。这是否听起来很熟悉？这在我们的内部制造了紧张，对失望的恐惧使我们成为它们的人质，禁锢我们的自由，让我们被外部关系控制。

我们对他人依恋的需要

我们的生理年龄已经成年，但是，童年时期的依恋创伤还没有得以解决，我们所获得的结果是内部成长的发育不良。我们内部的那个小孩将永远幼小，羞怯地在墙角缩成一团，直到我们开始花时间去了解他的需要和恐惧，然后，重新与他最初受创的地方连接。

重新回顾这些童年的创伤向来不是舒适的体验，因为它们遗留给我们的是虚弱感和被暴露。这件事情引起我们内在的各类情绪，从愤怒到重度哀伤。这一过程听上去十分接近将手臂上新伤口的创可贴揭下去的过程。尽管伤口很深、很疼，但是，将之打开是唯一疗愈的方式，还要予以适当的照顾。当这一过程发生，你将会感觉似乎所有曾被切断的依恋关系又在重新经历。当我们与他人之间的依恋、边界被破坏，有三种不安全依恋模式可能发展出来：焦虑型依恋、回避型依恋，或恐惧型依恋。当他人对你说（或不说）或者对你做了什么，改变了你们之间的连接方式之后，依恋的伤害会在这时发生。例如，如果你从没有习得被爱，那么作为一个成年人，你会回避亲密关系，因为，你认为没有人会爱你。

‖焦虑型依恋

当父母非连续性地回应孩子的需求，孩子则会发展出焦虑型依恋。比如，母亲可能会回应孩子的哭泣，也可能会忽视孩子的哭泣。这类孩子会发展出焦虑型模式，试图从他人处获得赞扬和安慰，以满足自我价值感。他们常常对他人持以积极观点，对自己持以消极观点。他们是“黏着者”，在情感上过度依附他人，并保持一种尊贵的生活以不被遗弃。虽然黏着，但在他们感到与你的依恋受到威胁时，他们仍会表现得十分强势或专横。因此，他们的想法过程可能是：如果你不把时间花在我身上，那么你就是在忽视我，因此，你不是真的爱我。我并不需要足够好，而为了让我感到你是足够爱我的，你必须做种种事情。

‖ 回避型依恋

接着是回避型依恋人群。这些个体在童年时期，他们的父母绝大多数都不回应他们的需求，因此，他们习得性地使情绪感受和连接的需要分离。父母的不回应可能是有意的，也可能是无意的，然而，它对孩子造成的影响是一样的。例如，三个孩子的单亲妈妈可能会对他们的情感需求是无应答的表现，但是，仅仅是因为她需要做三份工作来喂养他们。

回避型个体常常不会寻求情感依恋，往往他们开始感受到情感依恋时，他们能够很容易从依恋中分离出来。他们通常拒绝爱，并且，当关系发生时会表现得特别冷漠。他们是强迫自立（compulsively self-reliant）类型，同时，他们对自我的观点通常是积极的，而对他人的看法通常是消极的。事实上，他们并非不需要爱，相反，他们的行为会被看成防卫，以此来保护他们不受伤害。因此，他们的思维过程可能是：为了防止你来伤害我，我不会让你靠近我。

‖ 恐惧型依恋

恐惧型依恋的个体对于如何满足自己的需要十分不确定。他们渴望亲密，但是，他们又害怕变得过分亲密。这些个体常常会出现情绪急转突变的情况，在关系中有极为高涨或低落的情绪体验。他们在同一时间既可能靠近爱，又可能回避爱。因此，他们的思维过程可能是：我希望你爱我，但是你可能会伤害我，因此我不知道我是该靠近，还是该走开。

Ⅱ安全型依恋

我们渴望的目标是建立一个安全型依恋模式，即使你生命中的大部分成分都是不安全型依恋，安全型依恋还是可以形成。安全型依恋始于能给予温暖、滋养、支持的父母，这些父母能够回应孩子的需求。孩子在和父母相处时感到安全，同时相信父母是安全有爱的人。安全型依恋人群对他人和自己都有积极的观念，他们对脆弱和坦率都可以感到舒适。他们同样也对连接与自主感到舒适。他们接受自身的瑕疵，并且不会自我批判。因此，他们的思维过程可能是：爱你是一件舒适的事情，因为我相信你会为我着想，并且，我知道当我感到悲痛的时候，可以向你寻求支持。

如果与照料者一直没有形成安全型依恋模式，那么成年后可以通过与安全型依恋人群（包括治疗师）建立连接，形成“获得性安全型依恋”。值得注意的是，在一段关系中，我们可以经历混合的四种模式，我们也可以因关系的不同而建立不同的依恋模式。例如，你可以与母亲是焦虑型依恋，与父亲是回避型依恋，与配偶是焦虑型依恋，与治疗师是安全型依恋。

我相信，能够知道“我们会有怎样的发展”，或者在压力、情感打击或威胁下知道默认依恋模式是什么，是一件十分受益的事情。知道你的依恋模式可以帮助你了解你的防御策略类型。这会是一个伟大的起点，因为这样你能开始逐渐最小化你的不健康式防御，并建立一个安全型依恋。

主要要点

你的过去，不是唯一决定你未来的因素，但是，它是你的现在和未来关系模式的重要参与因素。

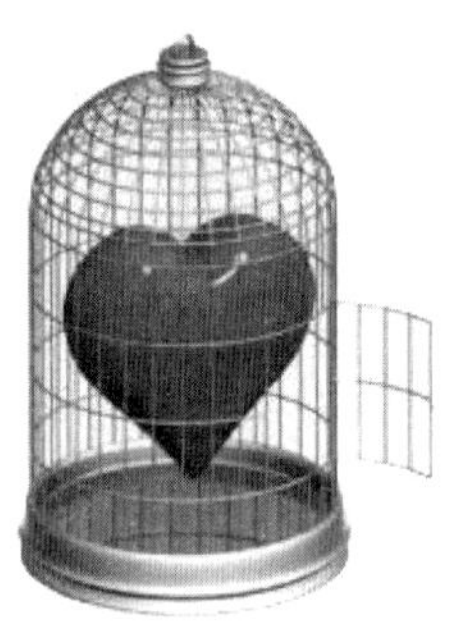

2. 童年创伤对成年后的影响有多深

你可能恐惧失败、拒绝、孤单、不够好、被遗弃、不被爱、失控，以及许多未知因素。我们的恐惧既可能固化我们，也可能促使我们出现不适应性行为，例如，适应不良型完美主义，取悦性强迫行为，以便获得掌控感。

如果干预未能得以恰当地实施，成年之后会有很高的概率经历童年时期遗留下来的相同症状。接下来会是另外几种应对机制，它们可能是从童年期发展出来的，并带入成年期（或者是在成年期发展出来的）。我们并非要提供一份包括所有情况的详细清单，但是，会呈现几种普遍情况：

‖ 对自己和他人的消极观念

在之前的章节中我们讨论过，不安全依恋型个体能够发展出对自己和他人的消极观念。对他人的消极观念的特征是：低信任以及不合理信念的恐惧,即认为其他所有人都是不安全的。对自己的消极观念的特征是：低自我信任、低自尊、低自我价值感、高自我憎恨以及非理性信念下的高自我批评，即认为自己是糟糕的、无价值的、肮脏的和其他相似的消极认知。

‖强迫自立

这一模式常见于回避型依恋个体之中，这类个体对控制有强烈需求。这一特征常常根植于对他人的低信任。不善委托的能力同样会抑制亲密关系和同伴关系的形成，因为这类个体的内化思维是“我可以自己完成它”。处于强迫自立模式的个体常常将自己放置于自我诱导性孤立处境，因为对于强迫自立模式个体，他人是不相关的，只有自己（自我）是相关的。这一点同样可以归结为以防对他人产生失望。

‖适应不良型完美主义

并非所有的完美主义都是坏事。适应型完美主义人群可以为优秀而努力，但是如果需要，也可以同时让自己处于松弛状态，可以与不完美良好相处。但是，适应不良型完美主义人群，向来对其工作是不满意的。研究显示，适应不良型完美主义与父母的高期待、批评相关，父母对其的回应建立在孩子的表现效果上。这些最终导致他们为自己建立较高的，有时甚至不切实际的目标，这些目标对他们的健康却是不利的。这样的高标准同样可能会与低自我同情是相关的，特别是如果个体认为自我同情意味着对低标准感到舒适（事实上并非如此）。

即使他们达到了目标，他们仍旧难以感觉欣喜，因为，他们觉得他们能够做得更好。目标达成之后，无论任何目标，他们从不庆祝，并开始迅速寻找下一个项目和挑战，并努力达到完美。适应不良型完美主义试图在达成高标准目标中找到自我价值。因为这些高标准，你可能会发现，与完美主义最相近的是拖延。某种层面讲，这是因为他们的思维过程是，如果我不能将它做到完美，那么我就一点都不要做。

II 羞耻感

高水平的适应不良型完美主义个体们很难认识到他们的基

本心理成分是羞耻感。一个轻微的失败的暗示都可能成为羞耻生发的种子。这源于一个人对自己身份的界定，他们把自己界定为“我要做什么”，而不是“我是谁”。请原谅这蹩脚的语法，但是，羞耻感和完美主义确实是最亲密的兄弟，因为：如果我没有做好，那么我一定是不好的，而为了成为好的，我必须去做；如果我不能去做，那么羞耻感开始滋生，并且开始降低自我价值感。对于那些感到自己不能供养家庭的男性来说，这尤其是一种挑战。

羞耻感常常在不觉察中发生，因为完美主义心理会使你无比忙碌，致使你无暇顾及忙碌之下的心理活动。为了知道“我们是谁”，我们必须长久地告别“我们要做什么”这一身份。学习“成为”仅仅意味着接受自己，不管接下来做的是什么工作，并要学会随顺现状。

II 恐惧

大多时候，我们对我们的恐惧是不察觉的。潜在的恐惧通常正是那些使我们的动力持续消耗以近枯竭的因素。你可能恐惧失败、拒绝、孤单、不够好、被遗弃、不被爱、失控，以及许多未知因素。我们的恐惧既可能固化我们，也可能促使我们出现不适应性行为，例如，适应不良型完美主义，取悦性强迫行为，以便获得掌控感。你可以在下面的句子中填空，从而发现你的行为驱力是什么（或者，缺乏什么样的动力）。

首先，思考一下那些你做过但十分不想做的事情，或者是那些你没有做但特别想做的事情。然后，问一下自己，那些事情如果你做了或者没做，最糟糕的情况会是什么，并在下面填空。

如果我做/没做 ______，我害怕 ______（可能会发生什么？）

比如：如果我没有答应你所有的请求，我害怕你会抓狂并且拒绝我。

或者，如果我确实不忠于信仰，我害怕我会失败。

如果你选择去做的（或者没有做的）深植于恐惧之中，而不是扎根于力量、爱或一个充分的信念（充分的判断），那么接下来就是做自我评估的时候了，同样需要做出必要的调整。

II 个人中心主义

在利己主义文化中，对“自我”的评估似乎是和社会中的“我们”相对立。我们的第一倾向是表达我们如何感受、想了什么和要做什么，但是，为了摆脱自我，我们必须学会对他人的感受、想法和动机保持直觉性。这是需要练习的，主动且有意图地直视他人的双眼。如果没有这一能力，我们会滞留在以自我为中心、自我满足、自私的观念中，这些观念会使我们丧失成熟的可能。孩子们的心理工作方式正是如此，一切都围绕着他们。如果有好的事情发生，是因为他们；如果有不好的事情发生，也是因为他们。

这一现象可以很好地说明，为什么孩子会认为父母离婚都是他们的错。这一心理模式可能会一直被带入成年阶段，并引发我们的思考：是否有些事情是我们遗漏掉的？或者，是否我们做了什么事情让对方抓狂？最后得出结论：我们一定是做错了什么。我们可以更进一步，认为事情的过失是与自己有关，因为一切都与我有关，我可以做些什么来阻止这些事情的发生。这一思维方式在依赖共生[1]（codependent）关系中也是十分明显的，如果他们所爱的人是性成瘾者或者酒精成瘾者，他们会认为是自己的错。

我记得自己第一次认识到这个问题时，感到相当震惊，因为我并没有发现自己就是自我中心和自我承受型的，但是，事

[1] 译者注：依赖共生最早出自和物质成瘾相关的语境，是指一种伴侣之间的关系。例如，一对伴侣中一方酒精成瘾，导致自身功能低下；而另一方则依赖于伴侣的这种功能低下，给出强制性的照顾，来满足自己的精神需要。依赖共生的本质是一个人无法依赖自己内在的自我或自身完全的意志来决定自己的行动。他们的行动和自我价值都依附于外界的东西，可能是人，可能是成瘾物质等。在一段狭义的依赖共生的关系中，两个人都具有这样的特点，需要一方有生理或精神上的成瘾（嗜赌、性成瘾、物质成瘾等），造成这个人功能低下，极端对自己不负责任；而另一个人则高度依赖这个人的“社会生活功能低下”和“不负责任”，在过分地、强制地照顾另一方中获得自己的价值感。这是一种病态的共生关系。

实上我是的。更大程度上，我的心理机制是回避型依恋，同时我认为我的一切都是好的，而他人的一切都是糟糕的（大部分如此），特别是那些拒绝我的人。直到我从自我中心观念中走出来，我才开始能够从他人的视角看问题，开始能够理解仅仅是没有回复我的电话或短信并不意味着他们在拒绝我或者忽视我，只是可能他们在忙或者忘记了，这都不是什么大不了的事情。

‖ 低情绪调适能力

当你经历了童年的依恋伤害，管理情绪对你来说会是一件十分困难的事情。与照料者之间的依恋的一个目的是帮助孩子形成自我抚慰能力，直到孩子学会依靠自己实现这一功能。对一个尚未学会如何自我安慰的孩子来说，调适高强度情绪这一想法简直是天方夜谭。当孩子们无法内部调适他们的情绪，他们就会转向外部的“安抚”行为，比如拔头发、撞头或乱发脾气。如果作为一个成年人，我们调适情绪的能力很低，我们虽然是不可能躺在地板上尖叫打滚的，但是，我们内在的情绪已是四处打滚的状态。

情绪调适能力是从自我安慰决策（self-soothing strategy）中发展出来的，这种自我安慰决策可以帮助你踏实地生活。这一能力可以通过正念练习、冥想和瑜伽来获得。同时，你必须允许自己处于不舒适的情绪之中，这样才可能建立起对情绪的忍耐和接纳。

II 冲动行为

冲动行为通常由对需求的控制发展而来的，在这一过程中，个体无法调适其情绪。通常情况下，冲动性决定是一种情绪化的决定，根源在于焦虑。这种焦虑之中，几乎容不下一点念头和计划。作为一个小孩，你可能毫无顾忌地将一切冲动付之行动，而这又被默许了。但是，如果由于创伤，你的发展一直滞留在童年阶段的状态，你很可能会成为一个有同样行为的成人。例如，一个女人不断地兜兜转转于糟糕的亲密关系之中，而这样做的意图，只是填补某种空虚。再比如，有人发短信或邮件给你，你的第一反应是迅速回复。

个人而言，当我经历过多情绪刺激时，冲动行为很可能会临时发生。如果当我淹没在一个机遇带来的喜悦中，我很可能做出冲动行为。同样，在我十分焦虑和不适时，也可能做出冲动行为。这样做似乎可以摆脱我的不适体验。

II 反刍（Rumination）

如果你发现自己曾斟酌于发生在你身上的人和事，怎样发生、什么时候发生、在哪里发生，那么你可能是一个反刍行为的积极参与者。反刍毫无保留地占据我们精神空间，用似乎永无止境的思绪冲刷我们的大脑。它能使你变得十分糟糕，甚至你生命中并非原始创伤的一部分也会被反刍的思绪波及。例如，思绪进入十岁时的大脑，那时他在公交车站等了几个小时，等待妈妈来接他，特别是在发现妈妈已经忘记他之后。为此，他可能找不到恰当的词汇，但是，这一经历大概会留给他被拒绝、不重要、被遗忘的感觉。

现在，作为一个成年人，任何一个人如果在赴约时迟到五分钟，他的思绪将从0计数到100，所思维和所感受的正如那个被遗忘的十岁的小男孩。这些思维是如此耗费精力，以至于即便他的约会对象晚来了一分钟，整个晚上也都会被破坏掉，因为他的脑中和身体里已经预先填装好拒绝。因此，即便他没有被拒绝，他的身心所表现出的反应，就好像拒绝行为已经发生了一样。

II 解离

解离是指大脑的情感功能、精神功能以及生理功能彻底处于离线状态。中度解离是我们大多数人都会常有的状态。比如，从工作的地方开车回家，但是，大部分驾驶状态是不记得的；阅读书中的某一页，完全不知道自己读的是什么；或者，在一个大教室里做白日梦。还有其他形式的解离，比如更有压倒性、更为慢性的过程，这些通常需要临床治疗。更为严重的解离形式有可能由心理创伤引起。它们包括解离性健忘（遗忘全部或部分创伤经历）以及解离性身份认同障碍（即人格分裂或多重人格，事实上是进入不同人格转换的状态）。

具体的解离体验包括漂浮感、模糊感、视觉模糊、精神中断，人和事情呈现出更远的进展而不是他们实际的样子，感受从身体里分离出来，感觉当下的体验不是真实的。我们当中的一部分人可能经历解离，但是，并没有认识到它；或者，我们认识到它，但是，对其原因并不清楚。在回忆中，我发现在面对一位来访者时，我的视觉变得异常模糊。在她前后的来访者，都没有这一问题，因此我与我的督导师探讨此事，试图能够理解它。我发现，她的样子和我曾经遇见的一个人十分相像。她的绝望和恐惧的样子，使我想起了我的一些个人经历。

当我们经历解离的时候，这种体验就好像我们的大脑别过它的“头”，闭上它的“眼睛”，罩住它的“耳朵”，好像把它环绕在不舒适的甚至创伤性体验的氛围中。这很可能和一个人从饱满情绪中抽离的情境相似。他可能并不会拒绝你。当你伤害他时，远离你而非走近你，可能是他知道的唯一一种处理高压情绪的方式。这就是为什么知道如何应对生活中不同事件对我们来说是一件重要的事情。如果解离是你的主要应对方法，那么逐渐觉察是什么引起了你的解离，知道在什么情况下出现解离会更有益处，因此，可以使用一些基础技能（比如深呼吸）帮助你回到现实情境中。

‖ 战斗、逃跑或僵住模式

这是三种应对恐惧的反应，是我们的大脑使我们保持安全、躲避危险的方式。如果我们感觉自己处于危险之中，我们的大脑会武装起来准备对峙或者逃跑；如果我们都做不到，那么我们将会无所适从，处于僵住状态。当面对危险，一个孩子不足以强壮到还击，也无法足够迅速地逃离，那么他的反应通常是僵住和解离（即想一些快乐的事情，或者将自己从这一时刻分离出来）。作为成年人，战斗或逃跑的确可以成为一个行得通的选择，但是，仍有很多时候，僵住是唯一的选择。你好像一只在车灯前的小鹿，你知道自己是危险的，但是，你无法对峙那辆“汽车”。你因为恐惧而无法移动，于是，你只是站在那里，麻痹不动。我们常常在感到无力和无助时会僵住。

当你处于战斗模式时，你可能会攥紧拳头、咬紧牙关，出现愤怒的、攻击性的音调，心跳加快，或者有大打出手的冲动。当你处于逃跑模式时，你可能感觉焦虑、不安、紧张或者呼吸急促。当你处于僵住模式时，你可能在身体感知上体验到浅层呼吸或阻塞感、沉重感或麻木感。对这些（以及其他）症状的觉察是有益处的，因为它们能提供一个视角，让你了解自己对安全感的感受。在一个单一事件中，你可能经历不止一种反应。例如，你可能会同你的伴侣争吵（对峙），但是，随着时间流逝，你发现自己会放弃（僵住），而最终渴望从他身边远离（逃避）。

在一次与我哥哥的独木舟旅行中，我在经历了僵住的同时，还经历了逃跑的冲动。开始，一切都很好，直到有一条一米左右的蛇开始朝我的独木舟游过来，它似乎要侵袭我！我瞬间感到惊恐，丢下船桨，转身背对蛇（好像这样它就能离去一样），并敞开嗓子用最高音量呼喊。在我呼喊的时候，脑子里闪过一个念头“跳进水里”（这是很聪明的，对吗？！），但是，正当我准备跳入的时候，我听到巨大的拍水声。我哥哥进入了战斗模式，不像我，他用船桨击打蛇。我脑海中从没有产生过这种办法，但是我很开心我哥哥想到了！这其实反映出在面对创伤时，我们会做出或想到十分不理性的事情（比如，一种孩子式的思维，父母的争吵是他的错）。有许多时候，我们需要战斗或逃跑，也有许多时候，我们不需要。随着觉察和练习的增加，当没有必要逃跑时，我们可以学着保持当下；在没有伤害到他人的前提下，我们可以有些行动；在没有必要对峙相击的情况下，我们可以学着保持冷静。

II 沉默的愤怒

如果你允许它的发生，这一类型的愤怒可以慢慢地从内部吞噬你。也许要你指出沉默的愤怒的症结是有困难的，因为它通常是非语言的，并且在未经训练的情况下，它也是难以识别的。沉默的愤怒不会以尖锐的语言进行抨击，也不会把东西扔得满屋子都是；它只是坐着，在内心深处酝酿，甚至不被沉默者所注意到。沉默的愤怒者可能是这样一种愤怒者，他们没有权利或理由表达愤怒。或者，沉默的愤怒者可能感觉他们有权利愤怒，但是，没有一个安全的空间可以释放愤怒。我发现当愤怒的方向指向父母时，这种情况常常发生。

我个人一直没有认识到自己的愤怒，直到参加了眼动脱敏与再加工训练。当在我们的小组练习中，轮到我做“来访者”的时候，我对过程和涌现出的记忆都感到十分不适，以至于我不想再继续下去。小组协调员注意到我的举动，问了我一个问题，使我流下泪来。她问道：“你是什么时候学会抑制你的愤怒的？”这一简单却有洞察性的问题，直达我心，因为，在我的有生之年，我从未意识到我压抑了如此多的愤怒。我想，我是在早年就习得了这种认识：愤怒是糟糕的，或者，一旦当人们愤怒，就会有糟糕的事情发生；于是，我开始将所有愤怒封锁在体内。当我让我的经历发声后，我可以释放我的愤怒，并使它对我生命的破坏性影响降到最低。

Ⅱ害怕他人的怜悯/靠近

你是否害怕他人靠近，或害怕从他人那里获得爱与照顾？可以这样说，如果我让你靠近我，那么我会变得脆弱、透明；如果我这样做，我会将自己置于危险之中，让你看到我的瑕疵和不完美；如果我让你看到了我的那些部分，我会将自己置于危险之中，让你拒绝我，这只能再次加强我的恐惧。因此，为了避免这些，我将只能和你保持在可以触碰的距离之外，处于安全状态。这一恐惧大部分是与我们刚刚提及的防御有关。

当孩子们有童年依恋创伤时，他们的依恋系统是失衡的，需要重新校准。当这一系统被重新校准，它可能会后退和抵抗，特别是如果它习惯了不被爱与照顾。它仿佛将靠近视作一种病毒，而被染污的依恋系统就好像是白细胞，会破坏所有靠近它的物质。它需要时间和安全感才能重新打开在孩提时就关上了的依恋系统。

‖ 低自我同情

我们可能不仅缺乏接受他人怜悯的能力，我们也可能在需要对自己怜悯时感到困难。这是真的，我们常常是自己的最大批判者，如果我们将自己逮捕起来，我们将运用内在的武器增强对自己的攻击。作为一个孩子，当他人不是十分爱我们的时候，我们会将此内化并以同样的方式对待自己。我们并非生来就是一个自我批判者，所以这是一种习得的行为。同样重要的是需要注意到，适应不良型完美主义者常常也是低自我同情的，因为他们有太多的自我批判，对自己十分严厉。自我同情将会在第 4 章进行更详细的探讨。

|| 不健康的关系

十分有趣的是，我注意到，低自我同情的个体比那些有高自我同情者经历了更多不健康的关系。正如前面讨论的，童年依恋伤害影响着一个孩子与他人及自己建立连接的方式。作为一个孩子，如果他发展出不安全型依恋，他很可能成为一个拥有不安全型依恋的成年人。这一类型的依恋所导致的就是不健康的关系，部分原因是由过度警觉导致的，特别是对于焦虑型依恋的个体们来说。过度警觉将在第 5 章有更详细的讨论。

|| 壁垒

在该要点前，我们所谈及的每个事件都可以看作你的壁垒的一部分。生活中壁垒的建立需要许多的砖块，每一块砖都代表了一种防御或障碍，这些防御或障碍也许会阻碍我们接收信息，也许会掩盖我们不想暴露的部分。比如，愤怒可以被用作一种防御，它能阻挡我们理解他人，它隐藏起了我们担心被拒绝的恐惧。不愿成为脆弱者可能会成为一种障碍，它能使我们在他人面前隐藏起自己的瑕疵和不完美，也使我们无法在真实和诚恳的基础上建立关系。再比如强迫自立。这既可能是一种防御，也可能是一种障碍。它可以使我们免于对他人的依赖，同时避免因他人而产生失望或被他人伤害的风险。同时，它也阻碍我们享受与他人建立的亲密关系，以使我们处于孤独的处境。它隐藏了一个事实，即我们的确希望有人靠近，但是又害怕亲近感。它是一种孤独心态：你无法伤害我的唯一原因是我不会让你靠近我。

这也许会相当矛盾，但是我发现，当我们的防御开始消损时，我们会变得更加防御。当你的外套被风吹掉，你不得不变得更加有防御性来保护你的柔软和脆弱。这就好像是我们的安全系统有了一个缺口，现在全体部队都要出动。当我们的思维和身体连续七天，每天二十四小时处于警卫状态，我们会变得倦怠，我们的防御随着时间的流逝会消损。我注意到，当我更为真诚地面对自己，我开始变得更加愤怒。这些愤怒的产生是因为，在和他人建立连接时，我无法再使用自己的敌意、冷漠、直率、强迫自立。

我开始慢慢地敲碎了我的壁垒，一块砖接一块砖。我这样做是因为从我的情感、精神、心理和身体的健康情况中，我认识到了这一点：防御是十分耗竭的事情。我们不可能带着一身砖块负重行走。我们更期望成为的是《绿野仙踪》里的铁皮人，知道什么时候应该装上铠甲，进行防御；而当安全的时候，也可以卸下它们。

我们说，从创伤体验中演化出来的影响完全不是你的过错，但是，如何应对，如何过好余下的生活则是你的责任。如果我们不去处理创伤的后继影响，那将意味着我们给敌人以机会涉足我们的生活，创伤试图将这些障碍放在我们的道路之中，使我们受到束缚（或者使我们自己形成阻碍）。这些阻碍使我们很难走出一条纯粹而正确的生活之路。

如何感知他人带来的伤害

我曾很好奇，其他人如何描述他们被别人伤害的经历，因此，我问过几个朋友和家庭如下的问题：“如果你用两到三个词来总结你被他人伤害的经历（躯体上的、情感上的、心理上的、精神上的，等等），会是哪些词呢？”

成长痛

不信任/被破坏的信任感 *

不安全感

焦虑

沮丧

理所当然

希望破碎

深渊

信任缺失

极度痛苦

破碎

无言以对

空虚

适应

疼痛

卑鄙手段

受伤

抓狂/愤怒 *

失望 *

更深的悲痛

报复

低自尊

悲伤

痛苦难忍的

困惑 *

无望

关闭

苦恼

麻木

背叛 *

故事永无止境

丢在一边

独自/孤独 *

不被期望

错觉

拒绝

* 指示的词语是最常出现的

同样，还有一些积极的回应。这些可以是受到伤害后即时的反应，或者是受伤后的治愈。

感谢

信仰的检验

转化

我原谅你

生活继续

一切尚好

更加坚强

没有遗憾

有益的

为他们祈祷

在我读到每一个反应的时候，我和每一个都可以建立连接，就好像你也可以一样。尽管我只是询问了很少数量的人，但是，我仍相信如果我问这世界上每一个人同样的问题，会有普遍的一致性回答：被他人伤害会使我们以不同的方式受伤。以上列举的症状在内容和程度上对此都有充分呈现，但是，这仍不是一份延滞效应的完备清单。

主要要点

你现在思考、感受和行动的方式，无疑都是你在生活中所遭遇的不同事件的反映。这里面有好的，有坏的，也有丑陋的事物。

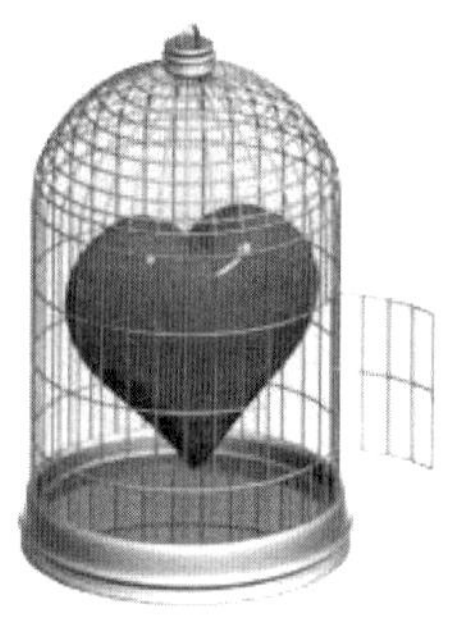

3. 深陷童年受虐的循环怪圈

可以想象祖父、父亲和儿子都在与酒瘾和攻击性问题做斗争；许多家庭成员都在和糖尿病及肥胖做斗争；祖母、母亲和女儿都结了两次、三次、四次婚，而结婚对象都是如出一辙；家庭中每个成员都有信任问题；家庭中的许多人都在经历抑郁或焦虑（是的，这可能是基因问题，但不总是）……

作为一个咨询师，我听过许多人的故事。其中，许多故事是围绕着受虐展开，或者是躯体的、性的，或者是心理层面的。在倾听的过程中，我始终注意到一些十分普遍的规律。我的许多来访者呈现出来的问题（过去的或者现在的）异常一致或者相似，他们都经历着其父母从父母（来访者的祖父母们）那里所经历过的遭遇。当然，这不是全部的情况，还有许多父母制造着更为惊奇的故事，并不完全是将自己的遭遇付之于他们的孩子。

当“在家里”变得沉重

我习惯把这些普遍的家庭模式称为“负重的连接”，其中传递的是不适应的习惯、行为、认知以及使我们被囚禁的情感。每一代都在传递新的连接，这一新连接继续形成越来越沉重的链条。从精神角度而言，我们通常将这些称为“代际的诅咒”。这里有值得思考的内容：我们说一个父亲和一个儿子造了同样的罪恶，他们都将因罪恶受罚。这是否意味着，儿子因为父亲而遭受惩罚，或者儿子因自身的罪恶而惩罚他呢？这是一个代际的诅咒事件，或者是一个选择性事件呢？

继续……

负重的连接可以与情绪的、精神的、生理的、行为的问题有关，而这些似乎都在家庭中进行。例如，可以想象祖父、父亲和儿子都在与酒瘾和攻击性问题做斗争；许多家庭成员都在和糖尿病及肥胖做斗争；祖母、母亲和女儿都结了两次、三次、四次婚，而结婚对象都是如出一辙；家庭中每个成员都有信任问题；家庭中的许多人都在经历抑郁或焦虑（是的，这可能是基因问题，但不总是）……这样的清单可以无止境地延伸下去。那么你可能连接到的家庭中正在进行的持久的斗争是什么呢?

再次继续……

对真相的揭露提升负重

我已经帮助我的许多来访者发现，他们承载的一些负重和他们的祖辈及父辈所承载的有关。如果我认清了负重连接现象已呈现出来，我会直接问："你现在应对的是谁的事宜？"对那些就目前境况感到压力的来访者来说，这是眼动脱敏与再加工治疗中十分有效的"交织"现象（对临床医生而言），这种情境往往一代传递一代。当他们听到那个问题时，来访者脸上的表情说明了一切。这一表情告诉我，他们之前从没被问及这样的问题，他们也从没考虑问过自己这样的问题！在深思熟虑之后，他们感到深深的释怀，因为他们现在意识到，他们之前承载的负重并不都是他们自己的。接着，第三眼通常看到的是，来访者的脸上掠过的愤怒和厌弃。这是在他们认识到他们承载了不属于他们的负重之后，通常会有的感受。对连接的捕捉也是我们对自己连接的投注，这意味着在家族模式中的参与。当我们从自己身上抛弃了他人的负重，我们的负担便会减轻，但是，我们需要了解，我们对我们参与的那些负重仍旧有责任。

我们应该去承担彼此的负重。我们的一些负重可能与罪恶有关，另外一些则不一定。我们应该从亲密关系中获得爱与温和的支持，以在疗愈的过程中获得帮助。不要试图完全依靠自己解决这一连接。在你经历这一过程的时候，我鼓励你从治疗师处寻找专业的帮助，同时还包括家庭与朋友的爱与支持。

当你意识到你的悲伤、愤怒、焦虑、瘾症以及其他习惯可以通过打破那些连接（这些连接曾塑造了并裹挟着你的生活）而疗愈的时候，那会是一个十分自由的时刻。这并不意味着这一过程是简单的，但是，它能提供一些希望。

怪圈

像我们所讨论的，我们的故事都是独一无二的，有着不同的脚本、情节和人物，但是，主题和模式却异常相似。图 1 描述了童年受虐的怪圈。这是一个环性的、非线性的模式，就好像对先有鸡还是先有蛋的争执，会是一个永无止境的讨论。

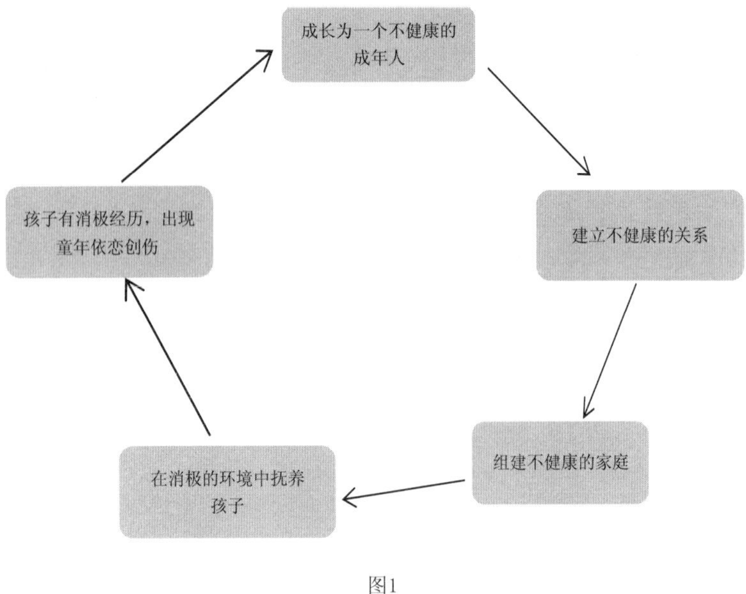

成长为一个不健康的
成年人
建立不健康的关系
组建不健康的家庭
在消极的环境中抚养
孩子
孩子有消极经历，出现
童年依恋创伤

图1

你可以从图式中看到的，这并非是一个维加斯周期，即“在家发生的就永远停留在家庭之中”。不，那些在家里发生的，会在家庭之外呈现，并影响我们的观念、行为、决定、欲望和情绪。一个在不健康环境中被抚养长大的小孩，他可能会将自己的经历藏在心底，或者外化。例如，一个小孩会因成长环境而变得内向，严于律己；也可能变得外向、多变、挑衅、任性。我们晚一点会关于“怪圈”继续讨论。

‖孩子身上发生了什么

儿童是需要被看到、被听到，并与父母保持连接的。而作为成年，我们有同样的需要。我很喜欢《创世记》中利亚的故事。这个生动的例子呈现了我们的需求，并且表明我们要满足这一需求还有很长的一段路要走。简短地描述一下这个故事：利亚曾嫁给雅各，她同雅各的另外一个妻子拉结竞争，而雅各喜欢拉结多一些。利亚能够生育孩子，但是拉结不能，于是利亚利用这一点抢占优势。但是，这并没有起作用。利亚生了她的第一个孩子，并想当然地认为她的丈夫会看重她，她给孩子起名为流便。但是，雅各并没有。利亚接着生了她的第二个孩子，并想当然地认为她的丈夫会听她的，她给孩子起名为西缅。但是，雅各仍旧没有来。利亚接着生了她的第三个孩子，并想当然地认为丈夫会依恋她，因此，她给孩子起名为利未。但是，生了三个孩子之后，雅各依旧没有满足利亚的需要，于是，利亚又生了一个孩子，并决定让上帝来满足她的全部需要。她给孩子起名为犹大，因为她崇拜上帝。

如果你与利亚无关，那么你可能会与拉结有关，她与雅各相爱，却仍有需要不能满足，她因不能生育而感到悲伤。无论我们呈现出来的问题是什么，我都发现，在我们最核心的位置，我们有着同样的渴望——渴望被他人了解和爱。

‖孩子的心里发生了什么

如果这些基本需求不能满足（超越食物和庇护所），我们经历的依恋损伤则开始积累。回顾之下会发现，这些创伤影响着我们体验自己和他人的方式。许多成年人在经历了这些创伤后学会了抑制或分隔他们的情感，以避免被情绪淹没。不同的人可能会使用不同的外在行为来麻痹、回避、摆脱消极情绪。这些外在行为包括：成为一个工作狂；依靠他人的感受来得知如何感受；自残行为；药物和酒精滥用也是常见的。

如果孩子开始质疑自己情绪的有效性及重要性，那么他很快会进入唤起不足的状态，并且对情绪刺激很难产生反应；或者进入过度唤起的状态，并且对感受有过度的体验。这两者都是光谱的两个极端。如果孩子从未学习过如何规范和应对情绪，这会使他很难处于两极的中间平衡状态，而这个中间的位置恰恰是理想状态。

不仅我们的情感是警觉的，我们的认知也是同样的。创伤常常使我们感到自己是糟糕的、肮脏的、二手货、无价值的、爱无能的、不够好的、不重要的。同时，它还常常会使我们感到是不安全的、不被保护的、暴露的。

Ⅱ 孩子经历了怎样的心路历程

在虐待发生之后，内部伤害形成，孩子的内心世界会是怎样的呢？例如，在一个团体咨询环节，我注意到，有一位组员基本从不讲话。我想更多地了解她的不情愿或讲话的忧虑，因此，我与她进行了单独的会面。我了解到，从感情方面讲，她的生活境况不是最好的。她提到，每当她开始讲话，她的父亲都让她闭嘴，因此，她很不情愿在小组中开口讲话。她认为如果她的父亲不喜欢听她讲话，那么其他人也不会想听她讲话。她的父亲对她言语的虐待让她内化了一个不合理信念：她的声音并不重要。于是，她的生活基于这一观念，便围绕着谎言和沉默建立起来。

从这一个案中，我们可以认识到，我们可以通过了解他人在过去是如何被回应的，而预测他们如何来回应我们。由于不准确的预测，这样一种倾向是弊大于利的。因此，如果一个孩子因为使他的父亲抓狂而常常被扇耳光，那么当你用和他父亲同样的方式来表示不认同时，他的大脑会自动认为接下来会是一记耳光。或者，让我们考虑这样的案例：一个女人，她的父亲在她很小的时候离弃了她和她的母亲。当她的丈夫告诉她，他想出去走走整理一下心绪，她想的不是他只是需要出去透透气，而是担心他再也不会回来。

对于我来说，有很多时候，对他人投入太多情感会让我感到恐慌，是因为我感觉他们可能会离开我，或者我在最后不得不离开他们。我在还是一个孩子的时候就有这样的恐惧，因为我始终还保留着我在三年级时写的一本笔记本，里面有大量的记录是关于被丢在后面的（请查阅附录 A，阅读该笔记）。如同你所想象的，我们很容易由我们的过去推演我们的现在，误解他人的动机，甚至破坏新的生存和学习的机遇。

当我们的过去呈现出来，我们其实是在挖一口深井，并将我们自己置于其中。这就是“商场开门，却无人购物”的情形。这并不意味着你的精神活动变得缓慢。它意味着你的身体在此地呈现，但是，你完全没有和周围的人与物进行连接。因此，当人们开始寻找你的时候，他们无法发现你。这会使他们沮丧，因为他们希望你能让他们知道你是谁。他们无法认识到的是，你无法告知他们你是谁，是因为你甚至不知道自己是谁。你认为自己在许久之前就已将自己丢失，却没认识到你不会丢失自己。然而，当这一情境发生时，你的沮丧和后退的欲望会增加，这会导致你在井中沉得更深。

尽管你将自己深陷井中，你依旧通过足够长久的努力爬了出来，进入关系中，比如结婚生子。你的孩子并不理解，其实你还在应对童年问题，因此，他们现在会被你以从父母那里遭遇到的方式进行对待（同样也可能是因为没有解决的创伤）。受伤者伤人，有意或者无意，就这样，童年受虐的怪圈循环不息。

主要要点

当你还是一个孩子的时候，他人可能伤害到你，但是，现在你已经是个成年人，你必须疗愈，并打破这一怪圈，否则你将使自己遭受的这些内在和外在的伤害，最终伤害到周围的人。

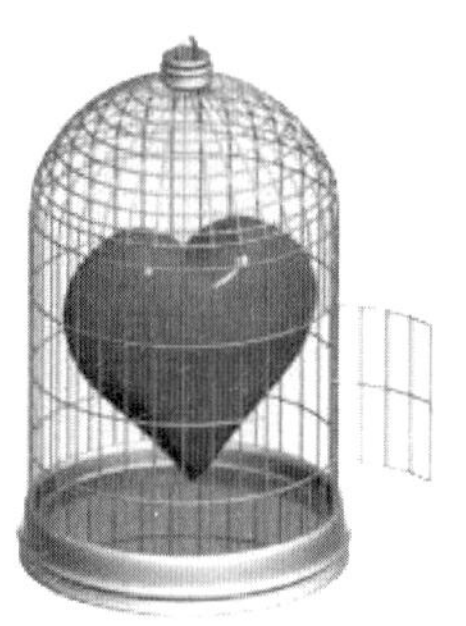

4. 这不是你的错：用自我同情打破童年受虐怪圈

通过一个污染的镜头看到明亮的未来是一件十分难的事情。我们消极的童年经历使我们披上了一件有阴影的斗篷，直到治愈发生，我们才会从其中过滤我们整个生活。我们在创伤之后所经历的所有人和事，都是透过污染的视角去认识的。

那么“耶稣与井”讲述的是什么呢？在《圣经》中常常被讨论。在这里，我想将两者放大讨论：《创世记》第16章中的井，与《约翰福音》第4章中的井。

在《创世记》第16章中，我们可以看到关于一对已婚夫妻亚伯拉罕和撒莱以及妻子的奴隶夏甲的故事。撒莱不能怀孕，因此，她让自己的丈夫与夏甲同床。亚伯拉罕照做了，夏甲也怀孕了。之后夏甲开始鄙视撒莱。最终，亚伯拉罕告诉撒莱尽管做她想做的，于是，撒莱开始虐待夏甲。夏甲逃跑了，一个天使在沙漠里的一处水泉边发现了她。天使问她：“你从哪里来，要到哪里去？”夏甲回应道，她为了逃离撒莱的虐待跑到了这里。天使让她回去，并且上帝会使她的子孙变得繁多。天使还告诉夏甲，给她的儿子起名为以实玛利，因为上帝听见了她的苦情。夏甲说："你是上帝来看顾我的。"因此，她将水泉（井）命名为庇耳拉海莱。

《约翰福音》第4章中，我们可以看到耶稣与撒玛利亚妇女论道的故事。在从犹太去往加利利的路上，耶稣走路困乏，因此他在撒玛利亚停了下来，坐在雅各井边。没多大工夫，一个撒玛利亚妇女经过，耶稣向她要水喝。她知道他是一个犹太人，犹太人和撒玛利亚人素来没有来往，她开始好奇，为什么耶稣会向她要水喝。耶稣回应："如果你知道我是谁，你必早来向我求要活水，这样你再不会感到口渴。"撒玛利亚妇女深信，并向耶稣取要活水。然而十分有趣的是，耶稣接下来的回答，并不是"好的，这就是活水"，而是"将你的丈夫找来，一起来这里"。让这一请求显得滑稽的是，虽然，撒玛利亚妇女有男人围绕，但是，她并未结婚。事实上，撒玛利亚妇女与许多女人的丈夫都很熟悉，这些女人都不欢迎她。对话仍在继续，最终，撒玛利亚妇女回到了镇上，并告诉所有人，她遇到了上帝。

我的井象征着什么

井是一个又深又黑的洞，盛满了水，但是，同时可能也饱含了异质客体，也就是我们用肉眼在表面看不见的东西。当耶稣在井边遇见这两个妇女，她们就隐藏了许多事情。这些表面之下的事情，常常是创伤、疤痕，甚至是大多数人没有意识到的伤害。它需要一双特别的、可以内视的眼睛才能看到。

我们的井越挖越深，其中有一些会变得枯竭。虽然故事会不同，但是，我们的井都象征了我们的痛苦。对夏甲来说，井是一处疲倦、恐惧、创伤、困惑、愤怒和孤立的地方。对撒玛利亚妇女来说，井可能是孤独、拒绝、羞愧、低自我价值感和被利用的地方。

这些故事中的点睛之处在于，上帝直接说出了她们的创伤。她们被看见、被听见、可依附的需求都在绝望的井口被满足。不仅这些需求被满足了，需要被了解以及被爱这一普遍核心需求也同样被满足了。耶稣与她们分享了各自生活中的细节。他花时间让她们认识到，他看到了她们，听到了她们的哭泣，他知道她们的遭遇以及她们会成为什么，他以恰当的关系和她们建立连接。

她们的井有多深并不重要。井深并不意味着一个不可完成的任务。但是，它的确会需要努力、意图和渴望，将自己打开接受疗愈，最终从井里爬出来。如果我们重新界定你为自己挖下的深井的内涵，我想说，井越深，你有越多的容纳能力，一旦你和你隐藏的部分全部涌现，井内将注入疗愈的活水。

井内的怜悯

对于这两个女人来说，直到遇到了上帝，她们才在井边恢复过来。当她们遇到上帝时，她们的艰苦成了生命之源：一个充满生机的地方。源源不断的精神之水的供给，满足我们最细小的需求，这要远远超过充满平凡之水的最深之井。

那么，这两个女人遇见了什么，永远地改变了她们的生活？她们体验到了爱和怜悯！现在，我们并不知道，是否她们遇到的怜悯打破了她们以及她们的孩子和孙子们的受虐的怪圈，但是，我可以放心地假设，那些是改变生活的经历，而不只是一次临时的修补。具体而言，我们可以把注意力放在以实玛利身上，想象一下，天使告诉夏甲，以实玛利将成为一个具有攻击性和敌意的人，但是，我们如何确信这些女人将带着比最开始更多的东西回去呢？她们遇见了慈爱和怜悯，这改变了她们的生活。

在井中内化经历

如果爱与怜悯使得这两个女人改变，那么，我想提出这样的说法，怜悯（即自我同情）是帮助打破童年受虐怪圈的延展性因素。我相信怜悯（自我的）的发展会帮助一个人改变混乱的内在系统（依恋），并使他们从无序过渡到有序。我将无序的内在系统定义为，一个由于传染性疾病的发作而被打乱的流动过程。我将有序的内在系统定义为，性情可以轻松流动，并且功能良好。当一个传染性状况或堵塞发生在我们的内在系统，我们会感到紧张。解毒剂是使系统舒适的元素，而这一元素是对关爱性自我同情的高剂量使用。

我们可以看一看，一次怜悯的相遇对撒玛利亚妇女起了怎样的作用。她放下了水桶，回到她生活的地方，告诉所有人她的经历。她的证词里有上帝如何曝光了她的过去，如何说出她的现在，这使许多人获救。这一点同样让我们知道，我们的脆弱和对瑕疵的接受不会使人们拒绝我们；相反，会吸引恰当的人来到我们身边，形成我们期待已久的连接。撒玛利亚妇女不再是一个饥渴的、情感枯竭的，需要男人注意的女人，而是一个内心满足的女人，并将人们都带到这口治愈了她的活水之井来。现在，她成了身边人的一缕新鲜的空气和清凉泉水。

自我同情提供受虐后的缓冲

‖什么是自我同情

根据自我同情领域先锋研究者克里斯汀·聂夫的文章，自我同情有三个成分：基于自我水平的善意，有能力对自己的经历进行正念性的自我觉知及回应，能够认识到所有人都存在不理想的境况。此外，怜悯研究者保罗·吉尔伯特将自我同情定义为：有能力领悟不幸并经历它而不是回避它；有能力忍受不幸和痛苦感受；有能力直觉地知道不幸的来源，以及在那一时刻你所需要的；有能力不去评判或对抗你的经历和行为。

当我谈及自我同情的时候，我可能混杂了不同的变量，但是，我相信自我同情最核心的要素，是爱。当你爱某个人的时候，看到他受伤，你也感觉受伤，因此，在他遭遇苦痛时，你会尽己所能地陪伴，并尽力缓解他的苦痛。当你爱某个人的时候，你不会有意地粗言恶语地伤害他；相反，你会选择用善意与尊重的方式。当你爱某个人的时候，你不会用粗鲁的方式与他交流。爱是耐心，爱是友善。它不会妒忌，它不会夸耀，它不会骄傲。它不会使他人蒙羞，它不是自我找寻，它不是简单的愤怒，它没有错误的记录。爱不是让邪恶高兴，而是庆祝真相。它一直充满希望，一直不屈不挠。

我同样相信，自我同情和依恋是不可分割的。更进一步地说，提升自我同情的原初目标是建立和强化一个安全性自我依恋。

自我同情调解了我对当下自己的回应。我们回应他人对待自己的方式常常是一种镜映，某种程度上，它反映了我们的自我同情以及自我安全感的水平。例如，如果我对自己感到安全，那么当你批判我的工作时，我不会认为那是带有个人针对性的，因为，我知道自己是足够好的，而我的工作并不能直接反映我作为一个人的价值。与此相反，如果我是一个不安全型依恋的人，或者我是一个低自我同情的人，那么我会十分在意你的消极态度，我会开始一个内化的思维过程：如果他对我生气，我一定是做错了什么……下一次，我会有完美的表现，那么这样的事情就不会再次发生……我希望他们仍旧认为我是足够好的。这样一种观点，来自于自我中心状态的一种假设，将事情扭曲，我一定是做了什么错事，我其实应该做些事情来防止这一事件的发生。

自我同情调解了我现在对过去的反应。我如何回应我的过去，能直接或间接地影响他们。如果我没有从我的过去中治愈，我会以一种旧有的方式回应我现在的处境。这大概是一种不良的应对方式。比如说，在你的童年依恋受创之后，你可能学会了不再向他人开放自己，不再填充自己的情绪，并且如果出现的情绪过度强烈的话，你会后退。所以，现在，当有些人问起你怎么样的时候，你的回答是“我很好”，然后，你隐藏自己的内心，隐藏起内在的喊叫和哭泣，希望有人能够看到你。你渴望有一天，你能打开自己，并说“不，我不是很好”，当你这样做的时候，情绪就不会崩溃（就好像你想象的情境）。

自我同情调解了我对未来的反应。通过一个污染的镜头看到明亮的未来是一件十分难的事情。我们消极的童年经历使我们披上了一件有阴影的斗篷，直到治愈发生，我们才会从其中过滤我们整个生活。我们在创伤之后所经历的所有人和事，都是透过污染的视角去认识的。直到我们遇到那些拥有清洁的视角的人，我们才开始认识到我们的观念是错的。越多“清洁视角的人”闪耀他们的光辉，越多“污染视角的人”才能开始认识到他们曾一直生活在黑暗之中。

我知道，为了我们的利益，许多事是一起发酵的；我同样知道，我们经历的磨炼使我们更强大。我并非在否认这一事实，这些承诺都是真的。你们有些人可能不喜欢我要说的，但是，有时候过于精神化会妨碍我们获得自己需要的合适的治愈。我并不是指寻求更多的祈祷、救助和宽恕。我指的是，当我们在精神层面最小化他人对我们的伤害的时候，我们在严重地伤害自己！这正是我曾做过的。我曾践踩周围强大的力量，说："你们越是伤害我，我会变得更强大，所以，这没什么……我会很好的。"但是，渐渐地，我看到这种力量、勇气和治愈是一种假象。那只是自尊心作祟。我并不是想说明人们可能或已经伤害了我。

格林奇综合征

《圣诞怪杰》是一部十分不错的电影，描述了当我们的童年创伤没有解决的时候，我们身上会发生什么。格林奇曾因被欺凌的问题遭遇心理虐待。教室里发生的事情在他的生命里留下了伤疤。那些微不足道的东西就成了他内心最大的猛虎：一把剃刀。一把剃刀的经历，似乎成了他创伤经历的倾覆点，当他作为一个成年人再次面对它时，他的反应和当他是一个小孩时一样，充满了敌意、攻击和报复。

我们大多数人的内心里都有一个格林奇先生。我们真正在意的一些人伤害了我们，于是，我们把自己放置在孤独的监禁状态中，回避任何再次受伤的可能。然而，事实情况并非如此，我们的保护壁垒会把我们伤害得更严重。格林奇尽可能远离对自己的伤害，回避回忆那个他经历了最大痛苦的季节。但是，这里出现了辛迪露，她为格林奇提供了怜悯。正是辛迪露的善意、关爱和周到的本性帮助格林奇先生到达了一个治愈的地方。在那里，他的小心脏再次沉思，他的“新心脏”浮现出来，这是一颗充满了爱与欢愉的心灵。

打破怪圈

图 2 说明了自我同情纳入循环之后，可以打破童年受虐的怪圈。它可以在循环中的任何一点切入，进行阻止或干预。我想把注意力放在有童年依恋创伤的成人身上，他们一定程度上经历了消极的症候群。

我的这个循环的陈述，是以依恋理论作为基础。理解童年受虐怪圈就好像理解再生系统循环的基础一样。自我同情是精子，创伤循环是卵子。一旦自我同情（种子）遇见了卵子，循环（月经）就停止了，并发展出新的生命（婴儿）。

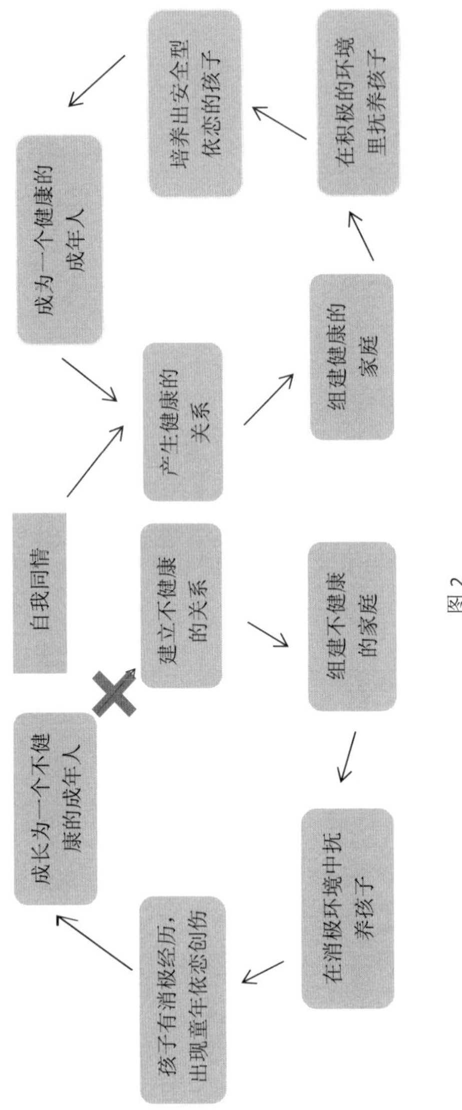
自我同情
产生健康的关系
组建健康的家庭
在积极的环境里抚养孩子
培养出安全型依恋的孩子
成为一个健康的成年人
建立不健康的关系
组建不健康的家庭
在消极环境中抚养孩子
孩子有消极经历，出现童年依恋创伤
成长为一个不健康的成年人

图 2

自我同情赋予我们自由，而当自由开始支配（降雨），它会使我们所束缚住的链条变得迟钝并得以打破。自我同情帮助我们形成新的思考方式、感受方式、行为方式和存在方式。当我们作为一个成年人，开始提升自己的自我同情时，我们强化了内在自我。这一内在力量为我们提供了自我内部的安全依恋感。当我们对我们是谁感到自信和安全时，我们开始吸引相似的健康人进入我们的生活中；相反，之前我们吸引到的人，常常帮我们保持童年受虐的怪圈。作为一对健康的夫妇，我们将能够为孩子创造一个温暖和充满爱的环境，而形成这一环境的基础是安全型依恋。

一个女人常常会寻找一些男人，而男人们会轻视她，对她没有兴趣，自我同情可以打破这样的怪圈。自我同情的增加可以降低她对这些不良对待的忍受，并增加她的自我价值感。自我同情同样可以打破一个男人的怪圈，这个男人感觉自己要永无止境地工作，才能向他的妻子证明他是一个值得爱的完美男人。自我同情的增加能够帮助他看到，他并不需要这样做来获取爱。自我同情是我们的创伤之处所需要的，它可以用来打破消极的怪圈。

主要要点

当我们的内在世界先发生改变，我们周围的世界也会改变的。

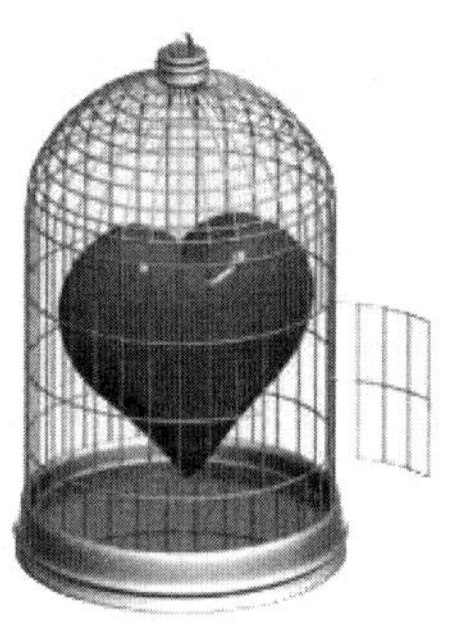

5. 过度警觉：对亲密关系中真实或预感的风险极度敏感

一个过度警觉的个体，在风险出现之前就会防守或逃避，尽其所能地来防止这些风险发生。他们通常对他人的行为、想法、感受，感到焦虑，并且，他们会对模糊感到抓狂，因为，他们是通过控制的方式经营生活。这样的人通常不得不通过“偷窃”来获得信任（例如，翻电话、社交跟踪、索要密码，等等）。

在上一章，我讲解了（见图 2）童年依恋创伤如何能导致不健康的成年关系。在这一章中，我们将更深入地挖掘，从而对童年依恋创伤之后的关系的理解有更好的把握。

不健康的关系模式，在自我同情进入图式之前就早已形成。看到青春期和成年期的关系模式与童年依恋创伤一样，这是一件十分有趣的事情。如果，我知道我的来访者经历了童年依恋创伤，我会愿意花大量的时间来评估他们社会关系和亲密关系的健康程度。不论这个来访者是个青少年还是一个成年人，两者的关系健康水平常常是十分相似的。就我的青少年来访者来说，我一贯听到的十分不和谐的陈述是“我的朋友时常取笑我”，或者“虽然他们伤害了我许多次，但是我知道他们不是有意为之”。我还听到成年有相似的陈述，“是的，我知道我处于一个受虐的关系之中，但是，我知道他/她是爱我的”，或者“只要我保持平和，我们的关系就没有问题”。

如果我听到任何相似的或极为相近的事情，我的咨询雷达便会发出“创伤边界”的预警。这是当恐惧和兴奋混杂在一起，去操控和保持不健康关系时会发生的事情。受虐的亲密关系中的受虐循环是一个极好的例子。它以缠绵的状态开始，充满了许诺和礼物。一旦缠绵阶段失效，愤怒和批评便开始了，这最终会导致直接攻击（肢体的、情绪的、性的）。使受害者再次回到攻击者身边的是，攻击者又做出新的承诺，买礼物，真的表现出一副“好人”的样子，直到紧张状态再次建立。这是家庭暴力受害者所经历的。在大多数情况下，糟糕的一面要超过好的一面，但是，事实上，仍有30%好的内容会束缚住他们，使他们受困于束缚之中。

什么是过度警觉

过度警觉包括威胁系统中的多种刺激源（行为），比如大噪音（飞机飞行）、关门、某些面部表情以及任何可以引起早年创伤回忆的事物（例如，剃刀之于格林奇先生）。可以举一个抗战老兵的例子，老兵现在回到了家中，每次听到飞机飞过他的房子的时候，他都要在地板上跳起来；或者一个女人听到工作靴在木地板上走过时都会颤抖，因为，在她还是小孩子的时候，这样的声音会提示她，她的父亲在家。声音会制造如此之多的恐惧，因为，她不确定父亲是处于好的还是坏的情绪。如果他是在坏情绪中，那很可能意味着妈妈又要挨打。

为了简易说明，我们将只在亲密关系的背景下呈现过度警觉状态。正如在序言中提到的，我将过度警觉定义为：一个人对亲密关系中的真实（或预感的）风险极度敏感。这包括，担心被拒绝、被遗弃、被忽视、被虐待。一个过度警觉的个体，在风险出现之前就会防守或逃避，尽其所能地来防止这些风险发生。他们通常对他人的行为、想法、感受，感到焦虑，并且，他们会对模糊感到抓狂，因为，他们是通过控制的方式经营生活。这样的人通常不得不通过“偷窃”来获得信任（例如，翻电话、社交跟踪、索要密码，等等）。

本质上来讲，一个过度警觉的人对他人的信任是很低的，并且时常还会有一个消极的自我意象。这会促使他们和自己与他人建立不安全型依恋，特别是在他们的亲密关系中。这一矛盾会表现为，这个人会将安全的人推开，黏着不安全的人。

过度警觉个体的一些相关因素

Ⅱ被拒绝、遗弃、忽视和虐待的恐惧

一个遭遇了童年依恋创伤的人，常常会担心被拒绝、遗弃、忽视或继续被虐待。我所遇到一些来访者，他们的心理主题普遍地表现为：感觉被他人利用，顽固地认为任何人都不会在意他们，他们所在乎的一些人将很快离开他们。恐惧在这些信念背景中是十分普遍和正常的。

在你童年的一些环节，你可能曾感受到你的父母或者和你亲近的人拒绝了你。可能，在你的成绩单上你拿了一个 B，他们告诉你，其实你可以更加努力。或者，他们质疑你的每一个决定，使你觉得你自己的想法和感受是错的。你可能也会感觉，你的妈妈或者爸爸从来或者几乎没有出现在你的生活里。你的妈妈可能在躯体或者情感上都忽视你，因为她一直忙于处理和自己男朋友的关系……以及后面所有的对象。这些经历，或者其他相似的经历，在你的心里根植了害怕被拒绝、遗弃和忽视的种子。

II 失控的恐惧

另一个常见的恐惧是，失控的恐惧。作为一个孩子，你可能感受过无力感，很多情况你都难以控制，那么现在，作为一个成年人，你会对掌控感有极度的需求，以此来满足安全感的需要。这样一种对掌控感的强烈渴求会制造大量的焦虑。当事情没有按着计划进行，我们会很容易感到沮丧、不适和压力。当高强度的焦虑压倒我们，我们理智决策的能力会被干扰。这就好像我们身上的舒适的毯子被扯走一样。

一旦我们有了掌控的需要，我们会在委派任务上遭遇困难处境，并试图寻求帮助。我有许多次和这一点做斗争的经历。我从没试图委派任务或者寻求帮助，因为我认为我能依靠自己把事情解决得最好。我知道，即使在最糟糕的情况下，任务也能完成，并且会按着我希望的方式完成。当我现在再思考它的时候，我会发现，对他人的低信任感确实是个问题。

控制的另一个成分是，担心如果你没能施以控制，局面就会崩溃。我的一个来访者曾经说，如果不是她的完美主义控制着她，她将不会成功。如果她对自己放松，给予自己一些怜悯，她会觉得自己不够好，不够有价值。放弃掌控感的需要就好像让事情按着自有的方式去完成，而这样，会制造更多的恐惧。

‖ 担心被控制

另一个失控的部分是担心被控制。如果你作为一个孩子是被控制的，并感觉自己从未发出声音，你可能会成为这样一种类型：你会拒绝任何让你静默或抑制你声音的人。你可能会对试图控制和操控的人过度敏感。这并不一定完全是件坏事，但是，如果没有人在你身边对你提出批评、反馈、纠正或方向，任由你全盘防御，这样也会逐渐形成一种障碍，感觉好像他们要告诉你如何去做。因此，本质上，你不愿被控制，但是你最终获得的是一个超级受控的结果。

‖ 被盗的信任

对他人的低信任会使我们不得不“偷走”信任。被盗的信任是指，在我们信任别人之前，我们需要他们的信任和忠诚来做证明。你可能感觉需要偷走信任，因为你在过去从没有完全地信任任何人；也正因如此，你从未学会纯粹的信任是什么。诸多经历会导致这一现状，包括你的父母说他们将做什么事情或者允许你做什么事情，但是，从没遵守他们的诺言。这会使你在给他人承诺时，怀疑他人的真诚。

例如，你不信任你的伴侣，除非他给你所有社交账号的密码。或者，你发现自己需要他们的行程记录，需要知道他们每一分钟在做什么，如果有五分钟漏掉了，你就开始怀疑他们的诚实度。然而，你可能会发现，你仍旧对这一被盗的信任不满意，所以，你会跑出很远，试图在他们没有防卫的情况下抓住他们，以确信他们什么都没做。你可能会这样想，因为你相信，如果你提前问他们，你就是在给他们时间撒谎或者清除证据。当归结于此时，被盗的信任确实只是怀疑，这样的怀疑会临时性地被碎片式的证据缓解。

II 对被爱感到困惑，并被同一个人伤害

童年依恋创伤常常发生在家里，是母亲或父亲，或者双亲造成的。因此，当你遇到一个既是爱你和保护你的人，同时也是伤害和置你于危险中的人，你会怎样做？如同你可以想象的一样，这会使一个孩子产生极大的混

乱，因为他们希望被父母安慰，但在父母的怀抱中又对生活感到恐惧。这也是创伤组合形成的过程。十分遗憾的是，一些孩子长大后会认为，爱会伤人。因此，他们会将自己置身于那些伤害他们的关系之中……因为，那正是他们感受到的爱。

过度警觉的特质

‖ 赞成

过度警觉的个体通常在非语言信息接收方面十分擅长，是良好的身体语言阅读者。他们是非常机警的，观察你的每一个动作。他们拥有一个高度警惕的保护系统。他们观察你抬眼眉的方式，你跷腿的方式，你抱手臂的方式，你音调变化的方式，甚至你抓下巴的方式。他们能够感受到你的恐惧、伤害、担忧、焦虑以及愤怒。他们好像老鹰一般注视你，试图注意到每一个偶然的动作或可能暗示危险的变化。更有甚者，他们会像狗一样注视你。狗也是非常有洞察力的。他们能读懂你的面部表情，同样可以理解你的情绪变化、姿势、步法，甚至你的生理状态。所以，他们本质上是知道你的感受是什么的，有时甚至在这些发生之前。我们可以做这样的尝试：以悲伤的状态围绕在你的狗的身边，然后，再以快乐的状态围绕在你的狗的身边。注意它对两种情绪所反应的行为是什么。就好像狗，过度警觉的人能够关注在两件事情上："这是危险的吗？"或者："这是一个奖励吗？"

‖反对

在一个不连贯的、不安全的（精神的、身体的或情绪的）环境中长大，需要行动迅速以便能及时地赶下火线。过度警觉的人通常能接收到别人的情感，甚至对方还未开口说话，因为他们就是在紧迫并需要灵敏应对以求生存的环境中受训长大的。他们了解父母的引爆点是什么，学会充分读懂他们的身体语言，这样他们能凭借父母的脸色或者说话的音调就判断接下来会发生什么。这样快速判断的一个缺点是，他们可能过于早熟，并最终形成假性积极，特别是，如果他们判断失误，容易发生虐待事件。

例如，一个女人可能会看到她丈夫脸上失望的表情，便转身哭泣，认为他将要抛弃她。她做出这样快捷判断是因为她将过去的经历套用在现在，推断他失望的表情意味着和少年时看到的父亲失望的表情一样。或者，你可能重复地问自己："你在为什么抓狂？"当你一次又一次地重复"什么都没有"的时候，他们拒绝相信你，因为你沉思的表情对于他们来说，好像小时候见过的生气的样子。

谁有过度警觉的趋势

过度警觉的个体都有焦虑的倾向，他们最主要的依恋模式是焦虑型依恋。很重要的一点，要知道回避型依恋的个体可能不会表现出过度警觉。在某种程度上，由于对风险相关暗示的低关注，回避型依恋个体不会存在过度警觉问题。焦虑型依恋的人会寻找风险，并分析情境中的每个细节，而回避型依恋的人，在面对风险时，会压制、离开或解离。因此，基本上来说，焦虑型依恋的人看到并注意风险，而回避型依恋的人看到但是忽略或转移目光。

如果你觉得自己是以回避型依恋为主导的，但是，也有过度警觉的趋势，那么可能是多种依恋模式混合的问题。即便回避型占主导，一个焦虑的暗示也可以产生过度警觉。这也是我过去曾有的状态。我曾是焦虑型依恋模式，因为我渴望连接，但是，一旦我感觉到我没有获得我所期待的，或者似乎自己要遭到拒绝，我会很快转换成回避型依恋模式，作为一种防御。我这样做是因为，我想成为“拒绝者”，而不是被拒绝。我想对你拥有掌控权，而不是被你掌控。

主要要点

你过去所经历的恐惧，现在也许仍鲜活地存在着。如果你不面对那些恐惧，它们将继续掌控你如今和未来的关系。

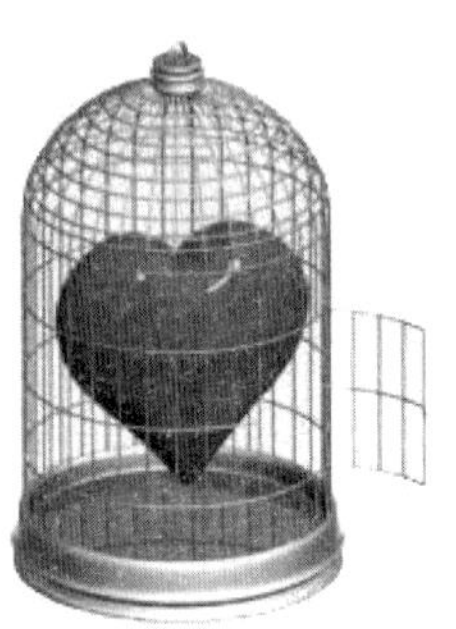

6. 从“在熟悉中寻找安全感或把痛苦当作深爱”的状况中走出来

那些和童年创伤有关的事正是为我们写就的故事。作为成年人，我们现在有笔和纸，可以选择让故事如何结尾。书的结尾是由作者来决定的，而不是读者。你的家庭、朋友和敌人都是故事的读者，但是，你是故事的作者。故事如何结束，不会也不曾由他人决定。

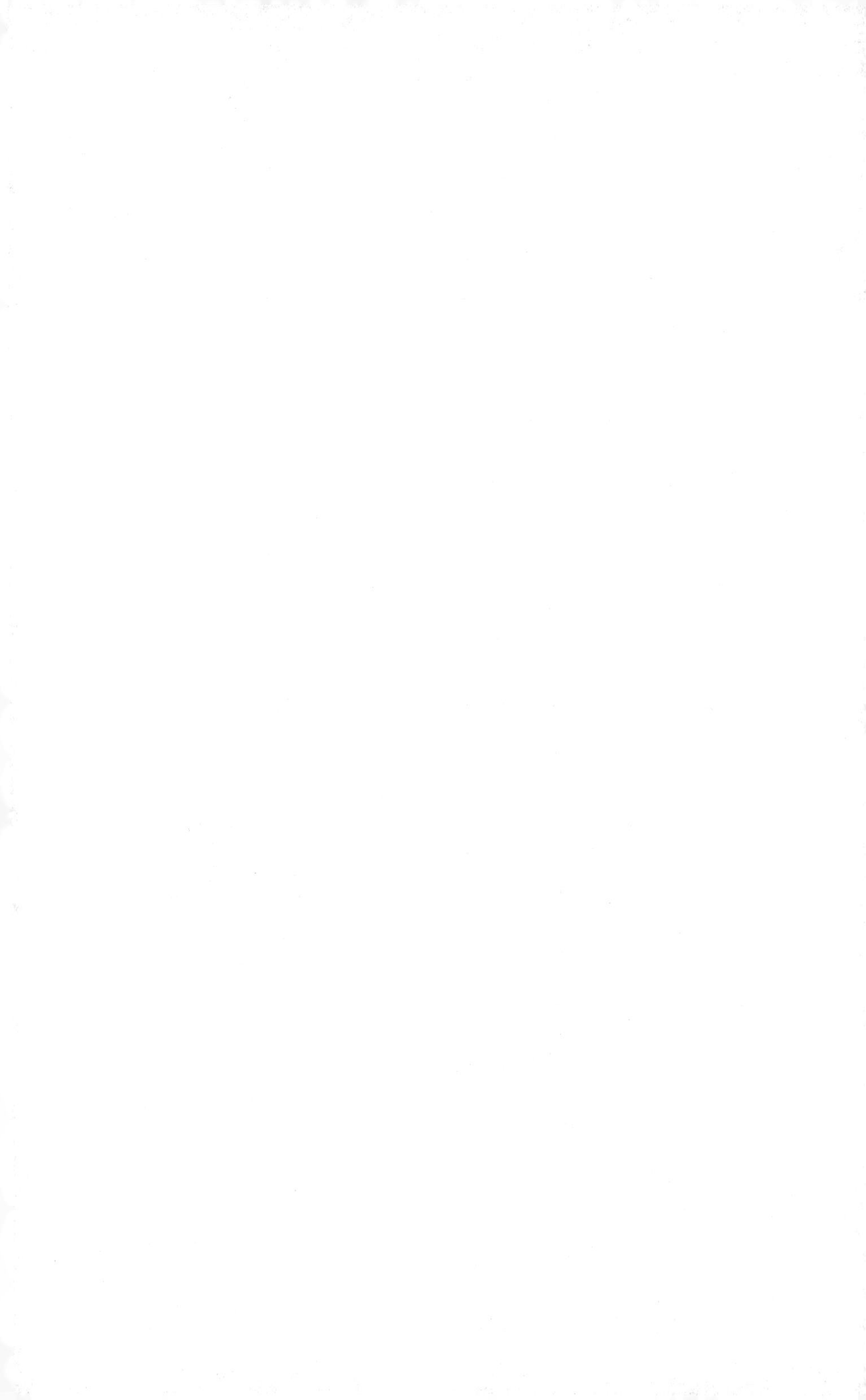

为了获得自我同情，你需要对自己有足够的了解。很不幸的是，一个最难回答的问题就是“我是谁”。我们会对这个问题很困惑，是因为我们几乎从不在内省和反思上花费时间。当我们的自我觉察水平较低的时候，很难拥有高水平的自我同情。这一章将讨论如何成为一个更为健康的自己。

了解你的故事

你不能通过你不认可的或者你忽略的事物来获得自我同情。阅读一本合着的书是十分困难的。以打开你的生命之书的方式开始了解自己的故事，用抹去你过去书页上的尘埃的方式来证明，并让你生命中发生的所有事情都得以发声。这并不意味着你将沉湎于过去。它仅仅意味着花一些时间，掀起地毯，扫走地毯下面的东西。你在毯子下面放置的东西越多，从上面经过就越难、越危险。你可以尝试在你客厅的地毯下面放一串东西，看一看从上面走过是更容易，还是更难。是更难的，对吧？因为这些东西并不应该放在毯子下面。

眼动脱敏与再加工治疗的原因是，它允许我们为过去发生的事情发声。一旦这些发生，它将允许我们以一种新的方式来讲述故事。我们是由许多故事组成，但是，创伤常常会阻碍我们的许多积极的故事发挥作用，使悲伤的故事成为心里最普遍的感受。处理我们的过往，并从其中疗愈，能够帮助我们看到每天所创造的新故事。我们不再在过往的经历上重新安排我们的生活。处理过往帮助我们看到它是什么，并在它的基础上前行。你的过往将永远是你故事的一部分，但是，你必须记住，它只是你生活的第二卷。你还有许多其他卷充满美好的记忆，并且你仍有许多卷需要书写。

那些和童年创伤有关的事正是为我们写就的故事。作为成年人，我们现在有笔和纸，可以选择让故事如何结尾。书的结尾是由作者来决定的，而不是读者。你的家庭、朋友和敌人都是故事的读者，但是，你是故事的作者。故事如何结束，不会也不曾由他人决定。

这里有一些问题，你可以花一些时间仔细考虑并在日记中回答，这可以帮助你为自己的故事发声：

- 你的经历是如何塑造你的？
- 你的经历是如何影响你的？
- 在过往的经历中，你的引爆点是什么？
- 伤害你情感的是什么？
- 使你恐惧的是什么？
- 使你担忧的是什么？
- 你过度反应或者反应不够的是什么？

- 你的皮肤下面覆盖着什么？

- 使你抑郁的是什么？

- 使你快乐的是什么？

在看到这些问题的时候，我希望你能像一个小孩子一样去回答。

作为成年人，我们有能力理智化，因此，当我们从一个成年的角度回顾我们受创的童年时，我们可能会认为它是非理性的。这些都在回顾之中，很显然，你无法回忆具体的某一天、某一刻的感受，但是，你可以根据现在对相似刺激的反应做以恰当的假设。例如，你可能已经不记得当你的爸爸朝你大吼的时候你的感受是怎样的了，但是，你可以想一想现在有人朝你大吼的时候你是如何感受的。这应该是条线索。同时，在和受创的自己“互动”的时候，观察是件很有必要的事情，同时带着一颗自我同情的心去互动。

了解你的壁垒和防御

我们在第 2 章讨论了童年依恋受损是受多种连带因素的影响。花一些时间来回顾之前的清单，重新回忆那些你感觉是障碍的事物。尽管你的防御和应对纯粹是出于自我保护的方式，但是，它们能够形成你自己的壁垒。那些当你是一个孩子的时候能够保护你的，在你成年后可能会伤害你，因为，一个曾经适应的应对方式，现在可能是不适应的。作为一个孩子，解离很适合你，可能甚至会救了你的命，但是现在，作为一个成人，它可能成为学习一种健康应对方式的障碍。当一个人试图伤害你的时候，你很擅长用逃离的方式，但是，如果每一次你与他人意见相左的时候，你都选择这一方式，这会破坏你的关系。

我们要记住的是，我们竖起的高墙会给我们一种力量感，同时也会妨碍我们精神层面的沟通。

我觉察到，我的一种防御方式是，把他人推开，让自己处于单独拘禁的处境。然后，没过多久，我就会因为身边一个人都没有而抓狂，但是，正是我首先把自己处于孤立处境的。逐渐地，我意识到，竖起的高墙是保护自己的方式。我发现，我的许多来访者同样有竖起的高墙，因此，我做了一张表格叫作“我的壁垒和防御”（见附录B），以此来帮助我们认识它们是什么，以及我们如何开始制定目标移除它们。这一表格可以帮助你首先明确建筑壁垒的砖块是什么。第二栏帮助你明确为什么这一砖块是着手之处。这一栏的问题是：“它（砖块）阻塞或隐藏的是什么？”砖块能够同时阻碍朝向你的积极和消极的事物。它还可以隐藏那些你自身不希望他人看到的部分。最后，第三栏为你提供了一个地方，可以进行头脑风暴，勾画如何移除砖块。

我的壁垒和防御（例表）

砖块	阻塞（B） 或 隐藏（H）	如何移除砖块?
强迫自立	B：与他人连接 H：对热情的恐惧	安全型依恋 自我同情

图3

了解你的情绪

‖ 你感受到了吗

我们竖起的高墙会将我们和他人隔开，或者阻碍我们与自己内在进行连接，将我们的想法和情绪分离开来。后者也是一种隔离、回避和麻木的形式。当我们竖起高墙阻碍我们对情绪的体验的时候，我们妨碍自己活得更充实。当我们尽力阻隔不舒适的感受，只希望体验良好感受的时候，我们会遗漏掉生活中许多切实可行的环节。生活是由各种混合情绪充满的，如果我们限制自己只体会好的感受，那么我们就会被禁锢在受限的生活中。

我们必须学会能够同时抱持两种看似相冲突的情绪。当你开始为你的故事发声，你可能会注意到你对冒犯者感到既悲伤又愤怒。有越多的内容从你的内心清除出来，你会感到越多的愉悦和自由。但是，你可能仍旧感到愤怒，一个首要的现实是，你没能更快地找到自由。

‖你的情绪在说什么

为了了解我们的情绪，我们必须有一个舒适地倾听它们的方式。这就意味着，当它们让我们感到不舒适的时候，我们不能回避。当我教我的来访者了解他们的情绪时，最为常见的问题是："当它们发生时，我要做些什么？"当我问他们对情绪的真实感受时，他们习惯于忽视自己的情绪，我在他们的眼神中看到有恐惧在闪躲。知道你的情绪能够简单地和你自己建立关系，就好像你会和另外一个人建立关系一样。当你想知道，一个人对一件具体的事情是如何感受的，你可能会问："你感受如何？”“你现在需要什么？”或者：“此刻我能做些什么来帮助你吗？”当情绪使他们感到不适，我鼓励来访者们问自己这些问题（或者相似的问题）。开始的时候，这样的方式会需要大量有意图的练习，因为我所让他们去做的是一件终止他们长期以来的情绪怪圈的事情，而这个情绪怪圈常常被他们忽视。

II 这到底是谁的情绪

当了解你的情绪时，你最终需要注意的是，你是在感受自己的情绪，还是他人的情绪。打个比方，我曾被一群朋友围绕，他们让我感到抑郁。因为我知道我并不抑郁，所以这个体验让我十分困惑。当我重新检验这一体验时，我发现，我所体验的是他们的抑郁。我的一些来访者与他们的家庭成员之间，有相似的经历。例如，如果一个来访者表现出一种十分具体的恐惧或焦虑，那么可能那不是来访者的情绪，而是她父母的恐惧或焦虑。由于她在这样的环境中成长，父母的情绪也成了她的。好的一方面在于，你可能携带着你周围人的一些东西。为了弄清楚这些东西是谁的，你可能会发现，了解你的家族史是一件有帮助的事情。

‖让我们开始感受

如果你想终止你历时长久的循环，那么尝试一下我给我的来访者的建议。当一个不舒适的情绪出现，简单地停下，问问你自己下面的问题，按着这些引导去做：

- 我此时的感受是什么？
- 发生了什么使我有这样的感受？
- 这是我的情绪还是他人的？

➢ 如果是他人的情绪，可以这样对自己说："这不是我的焦虑/恐惧/悲伤/愤怒……我选择不去承担它！"

- ➢如果是你的情绪，问问你自己，你的情绪会在那一时刻告诉你需要的是什么（例如，如果你感到孤单，你可能需要叫一个朋友过来。或者，如果你感到害怕，你可能需要知道你是安全的）。

- 允许你自己感受此刻的情绪

  ➢如果你感觉此刻的情绪过于强烈，深呼吸几次，直到你感觉足够平静，能和自己的情绪相处。

- 如果你可以，给自己提供所需要的东西（例如，告诉自己你是可以的，你能够解决它，你是一个足够好的人），或者向外寻求你的支持系统来帮助你打气，在你需要的时候鼓励你。

在这一感受的过程中，一个良好的支持系统是至关重要的。幸运的和不幸的是，我们需要在他人的慈悲之中，保证一些需要的满足。确实有一些事情，我们需要他人为我们来做。拥抱自己仅仅只能满足一部分。我们生来就是关系型的物种，因此我们都需要和他人接触，无论我们是否想去承认这一点。与一位咨询师开始建立你的支持系统是很棒的一件事情，但是，你每周也只能从他们那里获得五十分钟的时间。你的支持系统里需要更多的内容。

了解你的恐惧

我们封锁自己的情绪的原因之一就是恐惧，害怕失控，害怕被情绪的波澜裹挟。这种感觉就像自己是一瓶被用力摇晃的苏打水，你不知道你是否会立即冲破瓶盖，喷洒得到处都是，留下满地狼藉。这样的恐惧是可以理解的，特别是当对情绪的控制是你在作为一个小孩子的时候唯独要控制的事情时。你不可能控制你所做过的事情，或者那些曾在你身上发生的事情，但是，你可以在某种程度上控制你的所想和所感。你可能无法在一场口角中获胜，但是，你可以通过选择对那个人怀以强烈的憎恨来实现思想上的获胜。如同我们已经学习到的，我们内在的行为能够对我们的生活产生不利的影响。

你可能会有其他恐惧，包括：失败、拒绝、遗弃的恐惧，以及害怕，自己不完美或不被接纳。它们不会使我们成为我们自己，也不会使别人成为他们自己。如果你太过于担心会被拒绝或遗弃，那么和你在一起的那个人，很可能像踩在蛋壳上一样担心，以确保你和他们在一起的时候，一直感受到被爱、被赞赏、足够好。如果相反，你选择来面对和解决你的恐惧，你的关系会开始变得更为健康。你将不再尝试那些与你相左的事情，因此，你也不再被使你虚弱的恐惧所消耗。与那些连续不断被你的过度警觉驱使的内在和外在的混乱相反，你将开始有更多时间感受平静与安宁。

了解你的需要

了解我们需要的是什么，是打破过度警觉怪圈中的关键。如果我们不知道我们需要的是什么，那就很难使它们得以满足。这就好像是让一位丈夫读他的妻子的心思，这是不可能的事情，除非妻子告诉丈夫她在想什么。因此，我们需要一些具体的语言来表达我们想要什么、渴望什么。这也许听起来有些陈词滥调，但是，这是真的：一张闭紧的嘴巴从不会得到喂养。

我们的需要常常和伤口捆绑在一起。我们需要的满足就是伤口的解毒剂。当我们是过度警觉的时候，我们需要常常认识到我们不是被拒绝的，不是被忽视的，我们是被照顾的，我们是足够好的。最为重要的是，我们需要认识到，我们是被看到的、被听到的，我们与另外一个人的连接是安全的、稳当的、结实的。

另外，我们还需要认识他人，以及被他人认识。满足这一需要的一个前提是，当我们处在一个脆弱的、透明的位置时，我们要感到舒适。如果你准备让自己被你信任的人所了解，你需要对赤诚和无遮拦的态度感到舒适。认识以及被认识是一个交互的过程。当只有一个人是开放和真诚的时候，这一流动才会被打破。在彼此相识的舞蹈中，需要两个人来跳这曲探戈。

如果你害怕被别人认识，是因为你担心他们知道“你是谁”之后会拒绝你。觉察到我们是有需要的，并接受这一事实是十分可怕的事情，特别是对那些坚持了很久、表现得很坚强且无所需求的人来说。事情的真实情况是，在某种程度上，我们都是有需求的，这并不是一件坏事。我们并没有被设计成孤立无援地生活。

你愿意孤独终老吗？因为你如此骄傲，以至于不会承认自己的需要。你还愿意继续错失那些健康的关系吗？因为你是如此顽固或羞愧，所以从不承认自己的伤口。你愿意让尴尬和恐惧继续掠夺你生活中的快乐吗？如果你对这些的回答是“不”，那么花一些时间来了解你的故事、樊篱、防御、情绪、恐惧和需要，这是一条路径，来克服、挑战过度警觉可能在关系中引起的阻碍。

主要要点

我们被那些我们不认识的种种所伤害、牵制。认清它们，然后去生活。

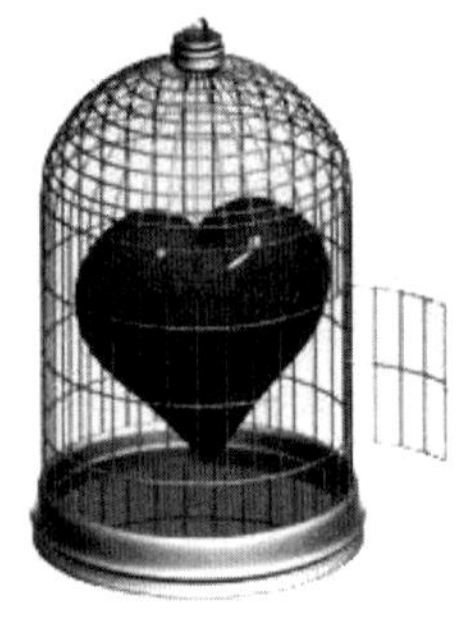

7. 用全新的视角看待既往的行为模式和关系

当自我是健康的时候，我们会吸引健康的关系，也被健康的关系牵引。当自我是不健康的时候，我们会吸引不健康的关系，也被不健康的关系牵引。

当自我是健康的时候，我们会吸引健康的关系，也被健康的关系牵引。当自我是不健康的时候，我们会吸引不健康的关系，也被不健康的关系牵引（请回顾第 5 章）。我已在我个人生活中看到了这种磁场力。

在我的一个咨询环节，我的咨询师和我探讨了我的关系问题。在我讲话的时候，他显然注意到我的模式，然而我是完全没有注意到的。他停下来，看着我说道："秋丽安，看起来，你似乎被轻蔑你的人吸引。"当他第一次这样说的时候，我想："呃，不，我不是的，那样很傻。为什么我会被不注意我的人吸引呢？！"因为他是在咨询快结束的时候说的那句话，我在下一次见他之前，有一周的时间思索他的话。在我离开之后，我开始评估我曾有过的所有关系，甚至包括那些我渴望的但是没有拥有的。确实如此，每个人都以一些模式或形式轻视我。当我进一步加工这些信息，我得出一个结论，我被像我生父的人们所吸引，我被轻视我的、没有回应的、自私的人所吸引。

那次咨询之后，打破这一循环成了我的目标。就我而言，它曾需要（并仍旧需要着）一定的意图性，来拒绝跟随一个并不为我利益考虑的人，或恳求他们的注意！在我的生命中开始发生这样的转变时刻，我开始吸引生活中愿意了解我的人，而不再是为了他们自私的目的！当我的内在开始变化，我开始能够改变外在的事情。

如何产生这种过渡

从过度警觉转变为关系识别的任务之一就是修正你的防御来适应你的现状。如果你是过度警觉的，那么你已经具有根植于童年时期的防御。我们想要做的是转变那些适应不良的防御，并调整它们（或移除它们），这样我们和他人的互动就会是健康的。我们的目标是过一个长久而健康的生活，为了实现这一目标，我们需要健康的关系。这里有一些要点：

你需要一些空气（A.A.I.R.）去呼吸（B.R.E.A.T.H.E）从而

生存（L.I.V.E）。

下面是从过度警觉转变为关系识别的具体要点：

A. 自我觉察（Awareness of yourself）。你的整个人生都与自己生活在一起，但是，你真的了解自己吗？当外在的自己被撤回，你的核心位置上会有什么？你的基因和精神 DNA 里是什么内容，使你成为独一无二的你？

A. 自我接纳（Acceptance of yourself）。仅有一个你，事实上这其实很好，你从不会被复制（即便你是双胞胎中的一个，你们也不是 100% 的相像）。从你看待问题的方式到你行走的方式，再到你与他人互动的方式，甚至到你心脏跳动的方式，包括你的全部，你都与他人不同。

I. 接纳你的所有部分（Inclusion of all parts of you）。可能你的一些部分是你想摆脱掉的，比如，你感到各种情绪的部分，或者你忍耐了许久的儿童的部分。我们必须对全部的自己感到舒适，而不是某些部分。重要的是，我们不要过多地区分自己的不同部分，使自己碎片化。

R. 揭露你是谁 (Revelation of who you are)。当你开始以更宽广的方式看你自己的时候，你将开始经历自由。对自己的揭示可能是让人震惊的，其中既包括恐惧也充满了精彩。

B. 是谁（Be）。一旦你开始意识到你是谁，你就不再急于被接纳和被认识。能够在一个合适的位置认识自己，无论你做或者不做，你都会是有价值的。这与你做什么无关，而是与你是谁有关。

R. 歇息(Rest)。当我们学会只做自己，休息自然就会到来。你不会再无休止苦苦寻求。当你的情绪一直运转时，你片刻不得歇息。做自己会让你在静谧与孤独中获得休息，不再为恐惧和焦虑所困。

E. 呼气（Exhale）。当你开始减缓你的跑步节奏，你将会呼吸得更容易。在一个缓慢而稳健的节奏上行走，你将放下所有的负累。如果你只是呼入，但是从不呼出，你将最终发现，你可能会在某处昏倒。让我们学会释放。

A. 让伤口曝光（Allow your wounds to be exposed）。当你允许自己变得更开放，减少防御，你的伤口将得以暴露。这是一件好事。我们希望可以给予伤口所需要的空气和空间。当你第一次将绷带摘除，你可能会为疤痕或者血迹感到羞愧，但是，这些都没有问题，逐渐地，这些伤口会得以治疗。

T. 讲述你的故事（Talk about your story）。给予你的伤口一些空气，让每一个伤疤发声。讲一讲你是如何接受每一个独一无二的伤口的。

H. 在这一过程中疗愈（Heal in this process）。经验告诉我，

我们在群体中会得到疗愈。当你向别人讲述你的故事的时候，你会在这一过程中疗愈。

E. 花上一些时间去期待（Expect it to take some time）。生命的这一段落，你并不需要太匆忙。它可能会花上一些时间筛选你过往所有的创伤，并挖掘其深层根源。给自己一周以上的时间疗愈。

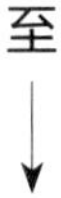

L. 让爱进入（Let love in）。如果你害怕热情，那么你会发现这是一个挑战。但是让伤口愈合的唯一方法是，缝合它，并涂抹药膏……在这样的情况中，你的缝合和药膏是爱。记住，最重要的是，爱是治愈我们所有人的良方。

I. 与人同行（Include others in your process）。记住，寻求帮助是没有问题的，帮助你的需求被满足。我曾被给予的一个最为自由的馈赠是，我能够告诉他人：“不，我并不好。”

今天，我也将这一馈礼赠送于你！我们都需要有人能够和我们同步旅行。

V. 从受害者转变为胜利者（Shift from victim to victor）。过去，当你讲述你的故事的时候，它是一首忧伤的蓝调。但是，现在，当你重新讲述你的故事，你可以把握住它的力量、勇气和希望！你不可能在说自己是自由的时候，又戴着锁链前行。你不再是一个受害者或者服刑者，你是一个被救赎的、自由的胜利者。

E. 拥抱新的互动方式（Embrace your new way of interacting）。欢迎开启新的生活方式。过去将不再出现，因此，让我们立足当下创造未来，崭新的你看上去神采奕奕。和有害的关系告别吧，向充满生机的关系问好。

什么是识别

正如在前面提到的，我将关系性识别定义为，在对他人没有事先了解的情况下，能够以一种准确的方式预见。你能识别积极和消极的事物。识别力是一个可存活的工具，它能做出智慧的决策，让你选择在关系中与谁连接，不与谁连接。我体验它的方式，是对了解的感知。有一些你无法解释是如何了解的，或者为什么了解，但是，你就是知道。

II 使用你的感知力

在《希伯来书》中，保罗阐述道，使你的感受力变成熟，从而来理解和识别善与恶，是很重要的。

我们有好些话，并且难以解明，因为你们听不进去。看你们学习的工夫，本该作师傅，谁知还得有人将上帝圣言小学的开端，另教导你们；并且成了那必须吃奶，不能吃干粮的人，凡只能吃奶的都不熟练仁义的道理，因为他是婴孩。惟独长大成人的，才能吃干粮，他们的心窍习练得通达，就能分辨好歹了。

本质上来讲，保罗想要表达的是，发展后的精神感知力可以学习识别。发展你的感知力的方法是在练习中使用他们。我们并不指望一个一岁大的孩子知道过马路的时候要两边张望，但是，我们会期待一个十八岁的孩子这样做。因为，他们有大量过马路的实践，无论是自己，还是和其他人一起。

正如保罗所讲，我们有一些人就好像一岁大的婴孩，还只能吃奶，意识不到如果我们过路的时候不左右张望会有危险。在另外一方面，我们有一些人已经成熟，能够熟练地掌握安全过路的本领。这是怎么办到的呢？训练我们区别什么时候可以安全地穿越，什么时候是不安全的，是我们能够和他人一起过马路的练习，或者可能是多次的尝试与错误，例如在街上打闹、尖叫之后。

继续用这个比喻来说明，一岁大的婴孩可以代表过度警觉的人；即使他们有对危险的感知力，他们还是会不小心地走进其中，一旦进入其中，又会为如何保持安全而躁动。当他们过马路，他们还是在四通八达的交通中感到眩晕，试图避免危险，却从没意识到他们需要做的只是从马路中央走出来，将他们自己从危险中转移出来。接着是十八岁的孩子，他们代表关系性识别的人，更加成熟，能注意到危险。在对交通状况清楚的时候，他们能够自信地走入马路；而如果他们感知到危险，他们知道如何敏捷地从路上撤离，到达一个安全的地方。

然而，这样一种识别需要练习。它需要使用或拓展我们十种全部的感知力。我们熟悉的是五种与生俱来的感知力（听力、视觉、嗅觉、味觉和触觉）；另外五种也一样，但是，它们被用在精神的范畴。精神感知力一般在这样的情况下发挥作用，当一个人（一般指一个消极的人）说，“我能认出或闻到一只老鼠，即便它在一千米之外”……或者，当你周围是某些新认识的人，你开始对他们有一些怪异的感觉，好像有些事情不对劲，随后你发现他们真的很“疯狂”……或者一个家庭暴力的受害者说，在她的丈夫对她大打出手之前，她就知道她的丈夫是不对劲的。

人人都有眼睛、耳朵、四肢，但是有人却不能使用它们，有时这是内在的问题，而不是外在的问题，你的精神感知力也是一样。如果你的精神感知力没有工作，请花一些时间做一个内在检查。可能是内在神经失联的问题，或者精神感染，影响你的视觉能力、听觉能力。

‖过度警觉和关系性识别之间的区别是什么

过度警觉是在你被情绪驱使的时候发生，它甚至可以在一段关系中，被当作操控或控制策略来使用。关系性识别不是单单建立在你如何感受的基础上。它是在你听取智慧的时候发生，即使那个时候，你的情绪受其他内容的干扰。识别是要做到睿智和警醒，而不是过度警觉。它并不是寻求控制或掌控，而是寻求认识，从而将平衡感及平和感带入关系之中。关系性识别关注一个人的内心，但是，过度警觉向外看，关注外表和行为。

你可以直视一个人的眼睛，来识别他们的性格。你可以看到并识别出，他们和你在一起的动机是否单纯。眼睛是心灵的窗口，心的栖息地。眼睛可以告诉你全部。去看一个人的眼睛，识别他们灵魂中的光明和黑暗。

如何训练你的感知力

‖ 重要的事情放在第一位

观察并保持冷静。如果我们不冷静，我们会误将披着羊皮的狼当成一只真正的羊。记住，人的外在看上去是什么样子并不重要，重要的是他外表之下是什么样子。醉酒会扭曲你的判断，妨碍你区分什么是真的，什么是幻觉，什么是神圣的，什么是不神圣的，什么是清洁的，什么是不清洁的。最终，你会不清楚什么是你不想要的。请睁开你的眼睛，保持警醒。

使用平和作为指标。在我的第一本书里，我谈到，我们的平和水平是如何作为一个指标，来衡量我们是否在一个对的地方。我们的平和水平可以作为一个指标帮助我们识别周围的人。一个嘈杂的、没有秩序的精神是不可能处于平和状态的。如果我们完全地处于平和状态，那么我们一定是安全的。如果我们感到只有一半的状态是平和的，我们需要慢下来，花更多的时间去识别。如果我们完全不能平和，我们需要使用闪烁的红灯来警示，并找到最近的安全出口！如果你是不平和的，不要去做被情绪主导的蠢人，也不要推进关系的发展。

具有稳定的心智。一个摇摆的心是一个不得停歇的心，因此，也是一个无法平和的心。我们需要警戒地注视我们的内心，保持目光直视，这样我们就不会因为分心而心绪难平。我们不能在情绪之海中摇摆。我们不是相信这个，就是相信那个。我们不能这样随波逐流。在寻找指挥帮助我们识别的时候，你一定要相信，不要怀疑。在你的决策制定过程中，保持稳定。

Ⅱ关系性警醒训练（亦称关系性识别）

关系性警醒训练：不只是发展本能感知，同样要发展精神感知，识别出不在我们安全区域的人。在下面，你会看到一个项目清单，帮助你进行练习。

- 了解你的依恋模式的趋势是什么。焦虑型依恋个体需要把警醒放低，而回避型依恋个体需要打开警醒模式。我这样说是因为，易焦虑的人通常对事物容易过度解读，而回避型的人则看得不够多。某种程度上是因为，他们让自己不去看（因为解离的问题，如我们在第2章谈到的）。

- 和一个你感到安全的人发展一个安全基地，能够自由表达。这样做能让你在与他人进行感受和经历的过程中练习认识和理解。这一空间帮助你信任自己的想法和感受。

- 离开你的感受。是的，我需要你信任你的想法和感受，但是，你不能将识别和睿智的决定建立在你的感受之上。你的感受可能是有欺骗性的，因此，你必须学会调节你自己的情绪。

- 从迅速判断变成审慎思维和谨慎判断。如果你是过度警觉的，那么你大概习惯改变决定或者冲动决定。花一些时间慢下来，确保你做了一个智慧的决定。站住，在你过马路的时候左右望了望。你的直觉通常是对的，但是，有时候它也可能出错，特别是如果它被情绪所影响。如果是这样，简单花一些时间清除你的过滤器。

- 看清事物的本质。我相信，我们每个人都有善的一面，但是，有时当我们过于乐观地否决一些警示时，我们接受的是一个人的全部。如果红灯闪烁，你对一个人有这样的期盼是没有问题的。这是试图在不好中发现好的一面，而不是仅仅把邪恶当作邪恶。

- 针对不舒适的感受发展出耐受性。有时，你能识别出你被给予的东西是你感到不适的，也是你不想了解的。这是可以理解的，但是，你必须对不舒适的感受发展出耐受性，这样你就不会忽略掉什么是对的以及那些不舒适感。

- 准备接受被拒绝。这一项可能会让你心跳。你是想告诉我，我要花费时间来克服被拒绝的恐惧，最终是要回到一个被拒绝的位置吗？是的。当你开始识别你的关系，你可能会逐渐遇到一些事情与他人分享，也可能会遇到一些事情需要改变自己。我并不想花时间来讨论预知，但是，我已经发现，那些有预知能力的人也有较高的识别能力。然而，你是要从一个治愈和健康的出发点来处理拒绝，而不是以焦虑和恐惧的方式（像你之前一直使用的方式）。

- 你不可能注意每个人或每件事，因此，你的精神需要休息。在你注视的时候要确定，你是用新的透镜在注视，而不是你过去的旧的透镜。曾经对你造成威胁的，现在很可能已经不再是威胁。当你注意到心流中出现休息的状态，请检验一下自己的精神状态。你认为的休息可能并不是休息，相反，你认为不是休息的时候可能恰恰是在休息。

- 保持平静。当你依靠并根植于平静之中，你就能做出可靠的决定。保持平静，看到你的需要是什么，什么时候需要看到它。

是什么让你不同

你可能会想，为什么别人和你经历了一模一样的事情，但是你却精神崩溃，或者住进医院，或者更糟糕，想要自杀。那些把你和他人区分开的，正是你内在的内容。无论你感到如何沮丧或者受伤，如果你的内心拥有希望之光，整个世界都会不同。那道光给你以希望，使你保持正确的心智，即使你迷路了，也能帮助你找到回家的路，使你具有弹性，所以即使在你摔倒的时候，也能弹回原位。

在你被治愈之后，请回头去帮助其他人

很快，特别快地，你将被给予机会来打破你家族中的怪圈。可能一次、两次，甚至第三次都无法办到，但是，不要放弃。如果你一直忍耐到最后，你终将成功。我鼓励你跟紧这一过程，好好地处理你内在的伤口和防御，因为它们可以阻碍你和安全者建立关系，延迟你拥有那些你真正渴望的关系。

如果你从本书中没有其他的收获，我希望你至少在我说“你的过去是有一个目的”的时候，能听我的，它可以

被用作一把打开答案的钥匙，让你知道为什么会来到地球上。你的历史就是你命运的地图。不要让你所经历的被浪费。当你收获治愈，请转身……帮助那些和你一样的人。

那个受伤的、在囚笼中的小孩是有希望的，这一希望从你内在的工作开始！去吧，做个自由的人，也帮助他人自由起来！我的朋友，那将是你的使命。我希望你能接受它。

主要要点

让那些伤害我们的都成为过去，祝福自己。在生活留给我们一片灰烬的时候，我们试图将它们变得美丽。

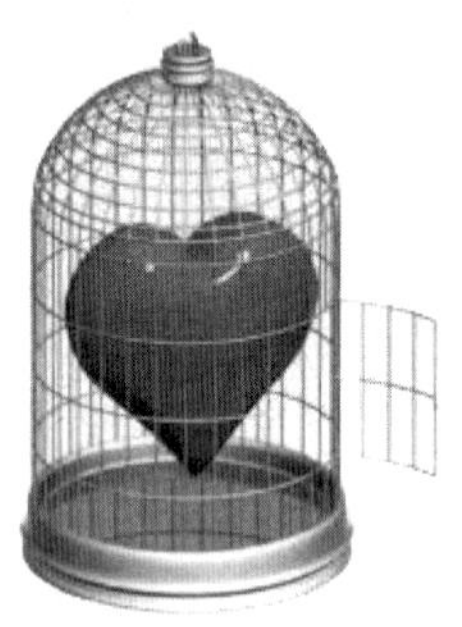

附录 A

几年前，我正为我三年级的时候写的书感到困惑。当我发现它的时候，我事实上开始寻找小秋丽安。尽管自己已经长大，我仍旧发现生命中有大的段落丢失了，我对它一无所知。我相信，有些时候，我是解离的；还有些其他时候，我的大脑完全没有编译储存记忆，因为那些记忆太有压力了。我并不是一个儿童治疗师，但是，我了解一些游戏和艺术治疗，因此，我重新读了我的书，分析了其中的画作，作为找到孩提时感受的线索。这就变得很明显，我是一个有回避型倾向的恐惧焦虑的小孩。

我出版了三年级的书，作为对我的孩提时代的发声和认识。长久以来，她都是沉默的，但是，现在她有一本书出版了。然而，让她开始发声源自我的内在工作。因此，今天我给你这样一个挑战：有意图地探索内在的小孩，在你知道他的故事的时候，进行自我同情。给它发声的机会，因为你的故事很重要！你的声音就是你的故事，你的故事就是你的证词，你的证词就是你的决心。去吧，走进你今天的决心，变得自由，也帮助他人从同样的束缚中解放出来，让你的周围人变得更强大。

你们手中的这本书就是我转身的方式。那么你们呢，将如何转身?

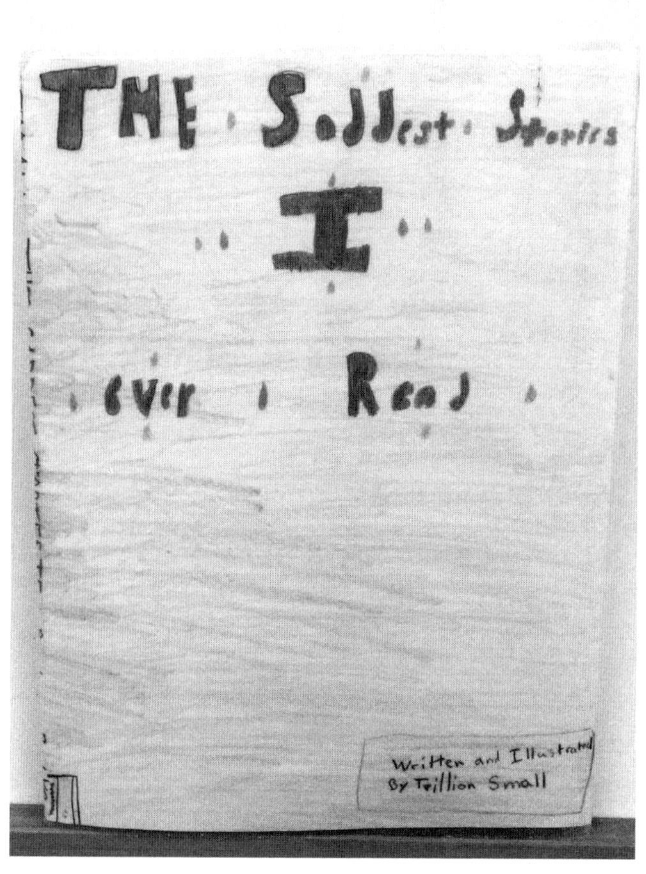
THE Saddest Stories
I
ever Read
Written and Illustrated
By Trillion Small

This book is dedicated to My Mother and brother

Copyright 1997

Once there was a book called Keep our library books clean. One day a boy went to the library and got two books to read. That little boy had loved to read and write. A few days later he wrote a story called You can Learn by Reading Good Books. He only got to a paragraph because because he had to go to bed early, that paragraph said, I am so smart because I read lots of good books from the library. The next morning that little boy wanted to go to the library but he had to go to his cousins house at eight o clock A.M. but his mom said you can read all you want because yesterday your cousin won the lottery. He bought a library cart. He said every time you go over there you can read all you want to read. The little boy said I can read any kind of book I want his mother said thats just what your cousin said. When they got there the boys mom started to say Something. She said my boy wants to read your books you got. The boys cousin said thats fine with me if thats what he likes to do. The boy went tothe big shelfs with long Some short storys. He picked up abook thathad thick pages no pictures but he didn't care he read a para graph he said that paragraph I read was nice. He read the rest of of the page and another then then he sot down and made hisself comfortable and read half of the book, he said he had afew more pages left. He asked if he can take the book home his cousin said it was ok but bring it back in atleast one week. On Monday he was all all most done with the book. He had seven more chapters till the end of the book.

2

It was a good begining. When he got down to the fourth to the last chapter it was sad because a little girls father died in a war. She was only five years old. Luckly she had a mother that could take care of her, but that girl was so scared to go to daycare because of what happend to her dear father, Every time she goes to daycare She says to her mother, mom I love you and while I'm gone Please don't get hurt and die. I will always love you. Bye Bye mom love you.

3

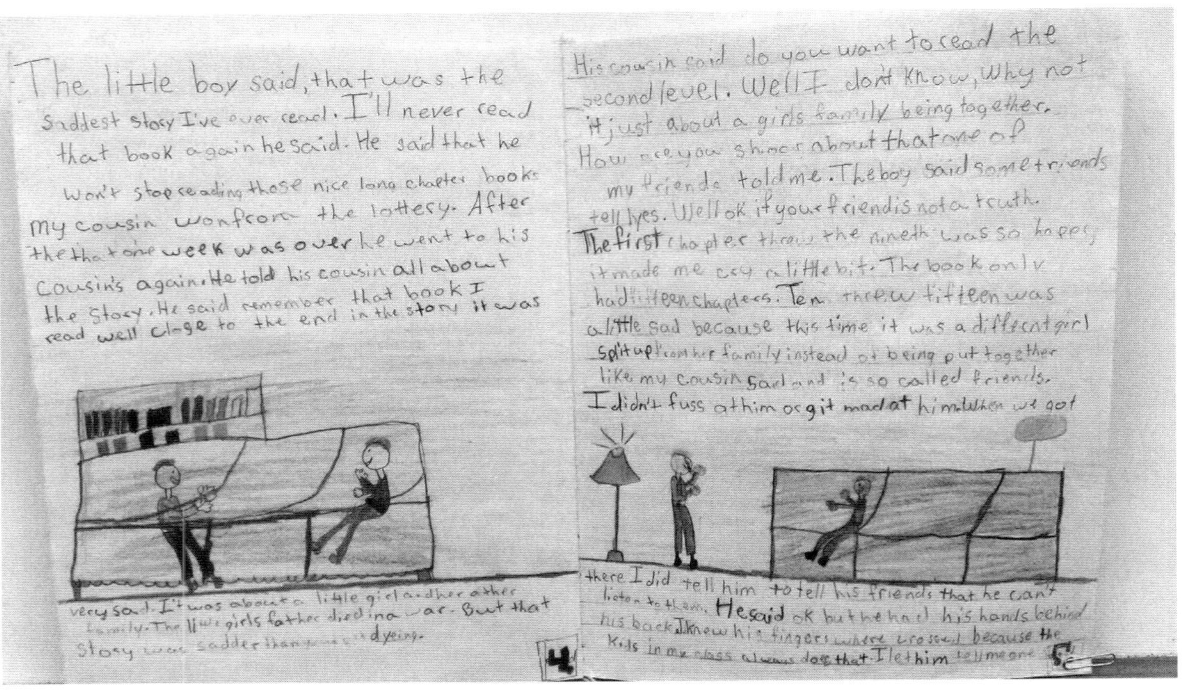

The little boy said, that was the
Saddest story I've ever read. I'll never read
that book again he said. He said that he
won't stop reading those nice long chapter books
my cousin won from the lottery. After
the that one week was over he went to his
cousin's again. He told his cousin all about
the story. He said remember that book I
read well close to the end in the story it was
very sad. It was about a little girl and her other
family. The little girls father died in a war. But that
story was sadder than [illegible] dyeing.

4

His cousin said do you want to read the
second level. Well I don't know, Why not
it just about a girls family being together.
How are you sure about that one of
my friends told me. The boy said some friends
tell lyes. Well ok if your friend is not a truth.
The first chapter threw the nineth was so happy
it made me cry a little bit. The book only
had fifteen chapters. Ten threw fifteen was
a little sad because this time it was a different girl
split up from her family instead of being put together
like my cousin Sad and his so called friends.
I didn't fuss at him or git mad at him when we got
there I did tell him to tell his friends that he can't
listen to them. He said ok but he had his hands behind
his back. I know his fingers where crossed because the
kids in my class always do that. I let him tell me one

5

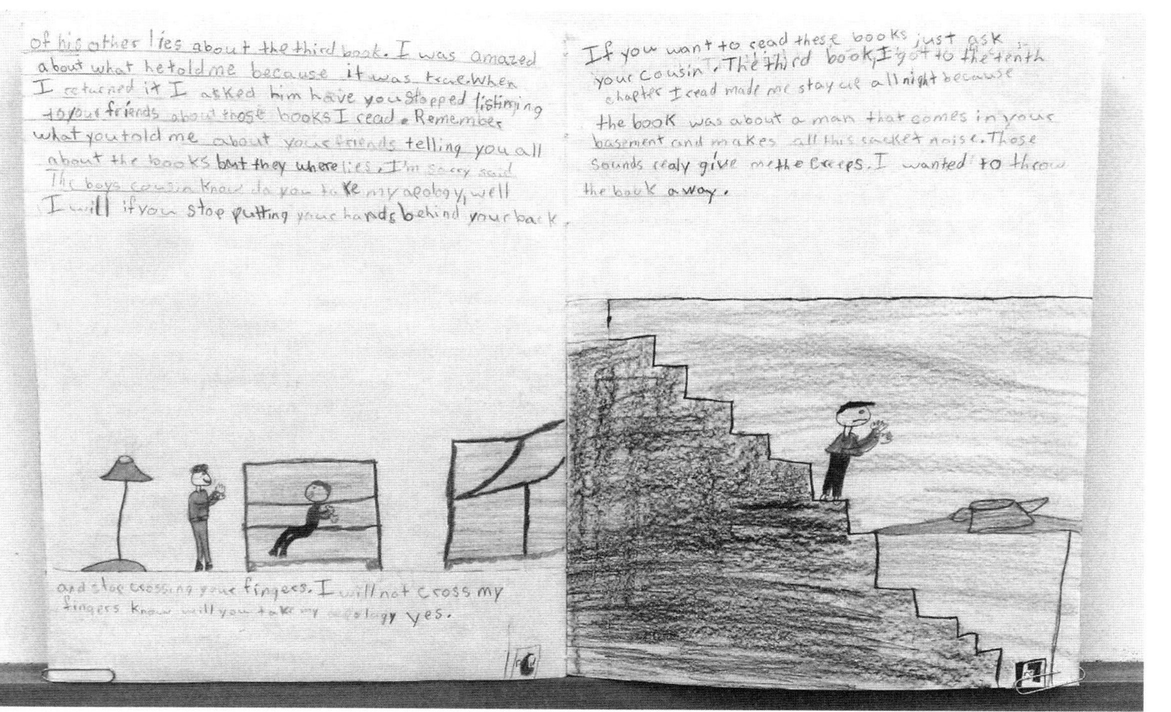
of his other lies about the third book. I was amazed
about what he told me because it was true. When
I returned it I asked him have you stopped listining
to your friends about those books I read. Remember
what you told me about your friends telling you all
about the books but they where lies. I'm sorry said
The boys cousin know do you take my apology, well
I will if you stop putting your hands behind your back
and stop crossing your fingers. I will not cross my
fingers know will you take my apology yes.
If you want to read these books just ask
your cousin. The third book, I got to the tenth
chapter I read made me stay up all night because
the book was about a man that comes in your
basement and makes all this cricket noise. Those
sounds realy give me the creeps. I wanted to throw
the book away.

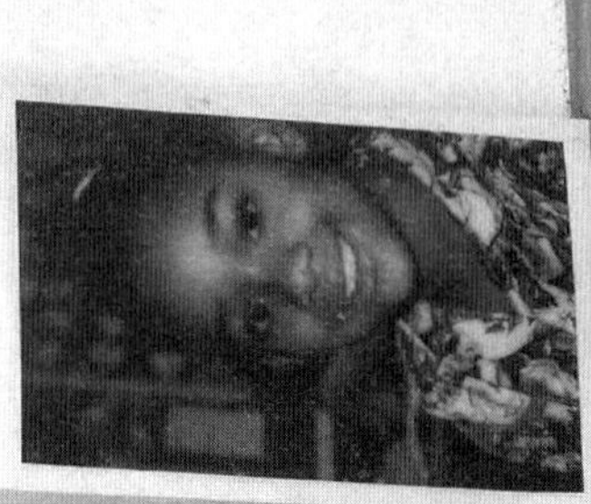
Summary
This book is about a boy and his cousin. The cousin won a lottery. Now He has a shelf full of books. Read this book and you'll find out more.
My name is Trillion Small My favorite hobby is Kickball. In my spare time I like to play with my friends and take walks around my apartment I go to Cahaba Heights Elementary School and I am in the third grade. I love to read and write.

附录 B

我的壁垒和防御

砖块	阻塞和隐藏的是什么？	如何移除砖块？

致谢

感谢劳伦·卡佩兹，我在田纳西州富兰克林难民咨询中心的前任咨询督导师。感谢您的帮助，您如同一道安全堡垒，在那里，我可以学着摘下面具、袒露脆弱。

感谢艾米·亚历山大与难民之家中心。感谢你们为大家创造了这样一个温暖与充满爱的氛围，这样的氛围为我敢于做真实的自己提供了空间，从而成长为今天的样子。

感谢苏珊·莱希博士，我在崔瓦卡·拿撒勒大学的前任博士导师。感谢您对我如此关照，并且即便在我沉默的时候，也能洞悉我内心的苦楚。感谢您的谆谆教诲，让我知道，我们的眼泪可以成为他人的馈礼。

回声心理

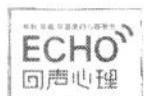

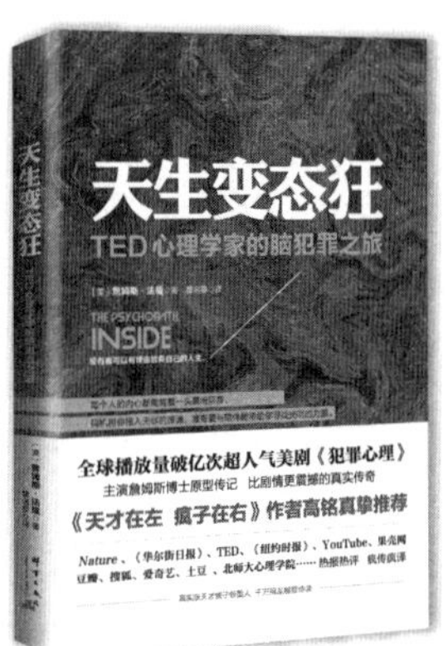

《天生变态狂》

没有谁可以有理由放弃自己的人生

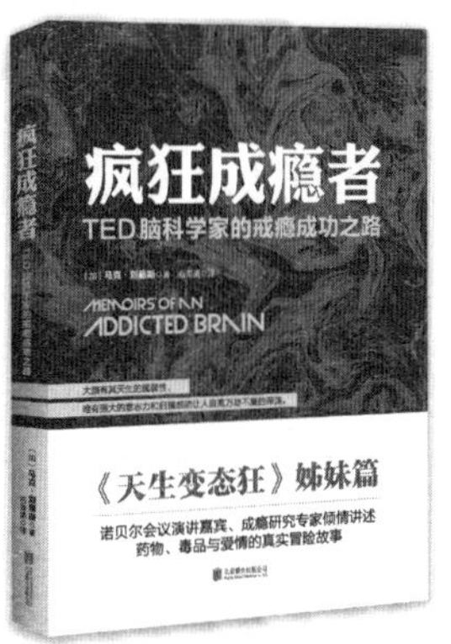

《疯狂成瘾者》

TED“瘾君子”的成瘾、堕落与自救

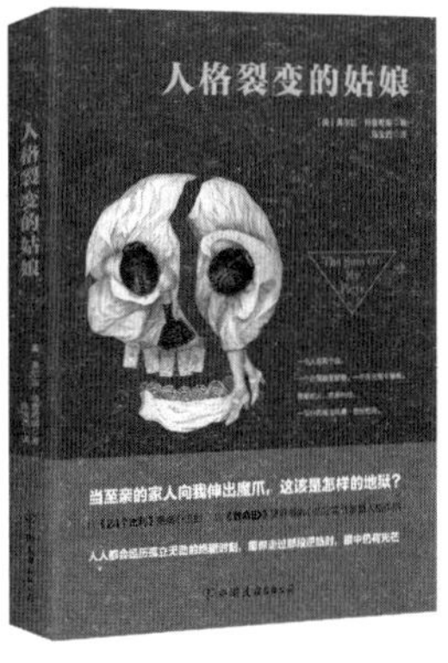

《人格裂变的姑娘》

你不用亲身接触，就能看到世界的背面

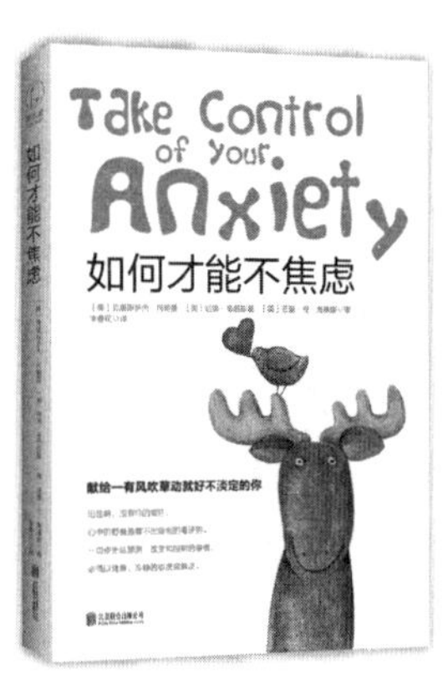

《如何才能不焦虑》

献给一有风吹草动就好不淡定的你

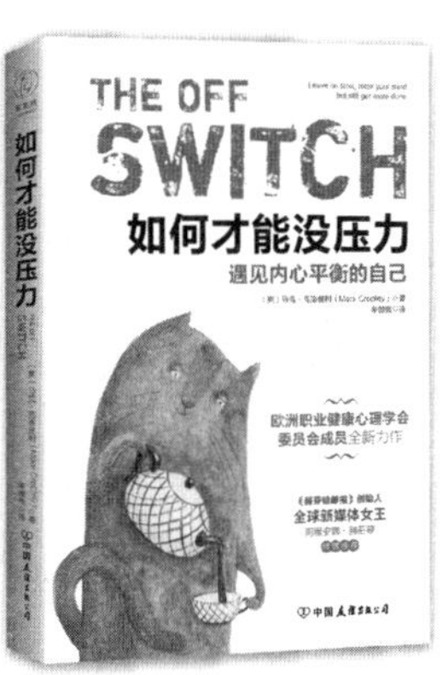

《如何才能没压力》

遇见内心平衡的自己

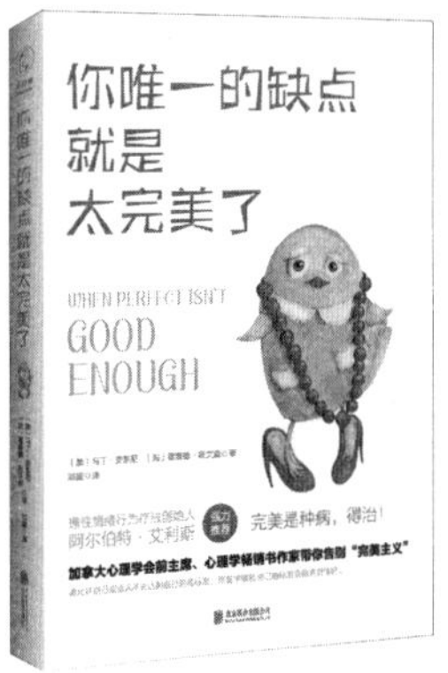

《你唯一的缺点就是太完美了》

过度追求完美是病，得治

回声心理

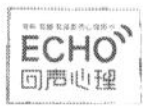

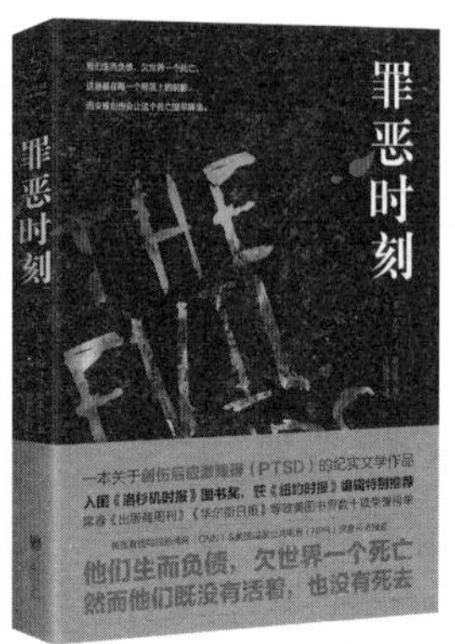

《罪恶时刻》

我们生而负债，欠世界一个死亡

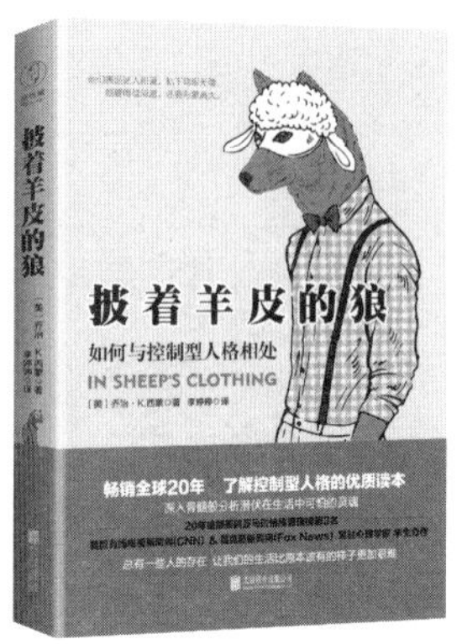

《披着羊皮的狼》

了解控制型人格的优质读本

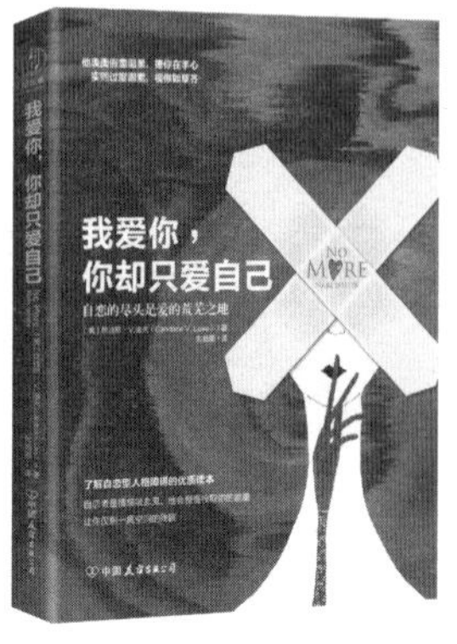

《我爱你，你却只爱自己》

了解自恋型人格的优质读本

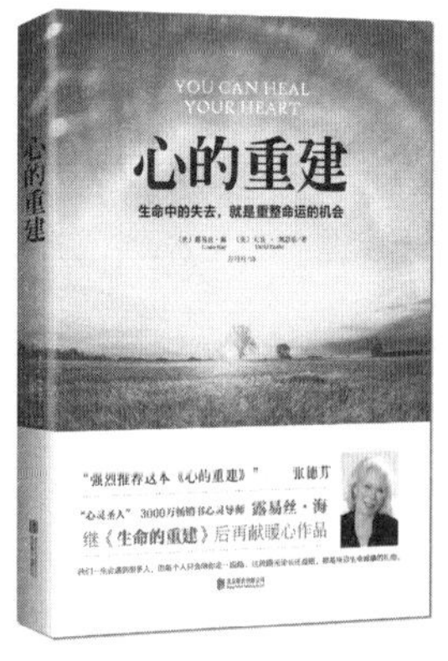

《心的重建》

生命中的失去，就是重整命运的机会

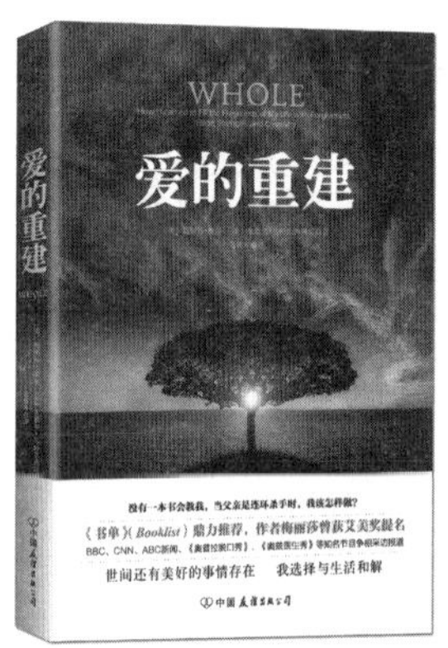

《爱的重建》

你要学会宽恕这一团糟的世界

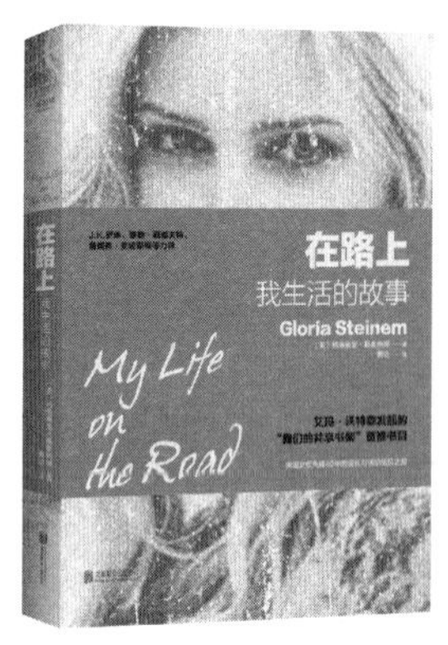

《在路上》

美国女权先锋80年的成长与活动组织之路

回声心理 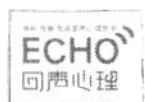

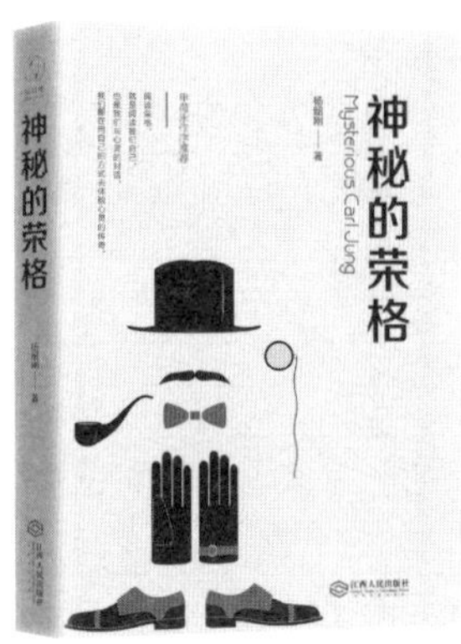

《神秘的荣格》

特别适合中国读者了解荣格思想的心理学著作

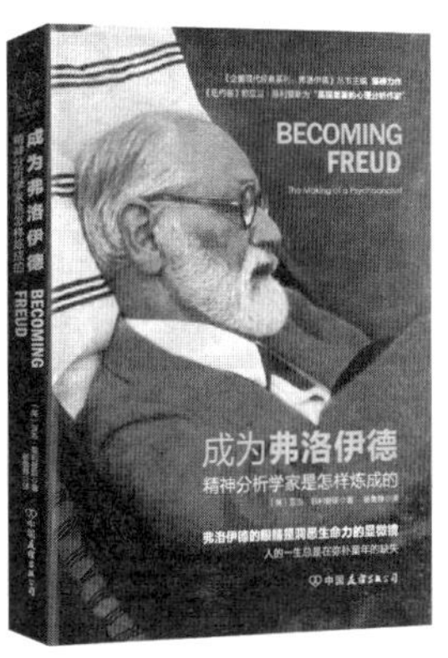

《成为弗洛伊德》

精神分析学家是怎样练成的

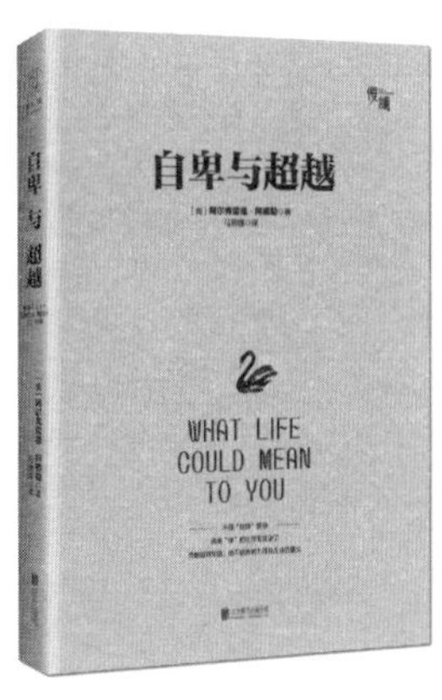

《自卑与超越》

超越自卑，找到生命的真正意义

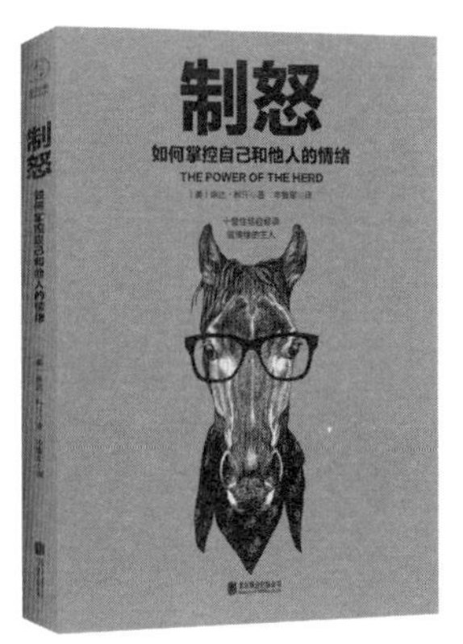

《制怒》

十堂性格自修课，做情绪的主人

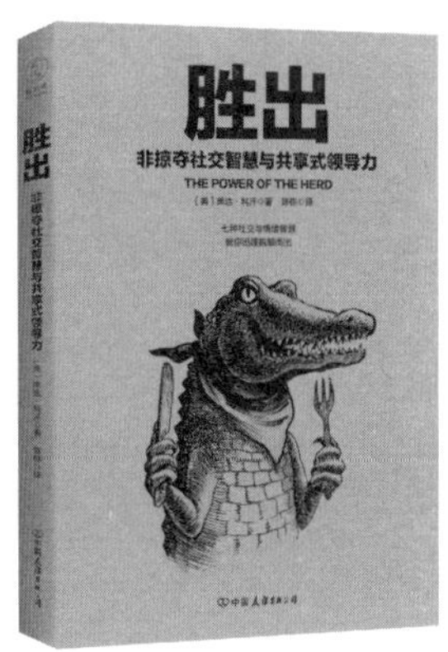

《胜出》

七种社交与情绪智慧，教你迅速脱颖而出

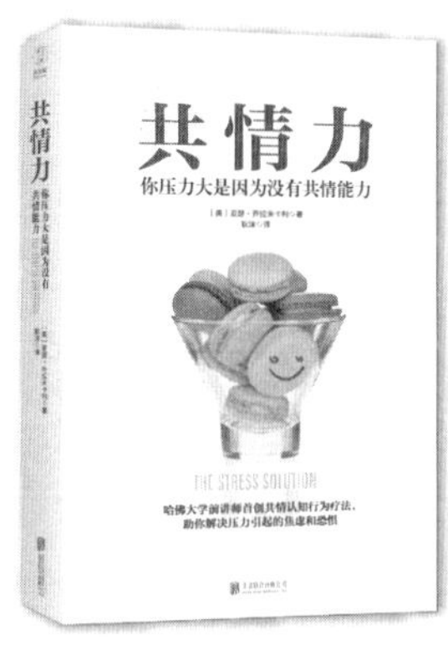

《共情力》

让你的灵魂熠熠发光